AF200408

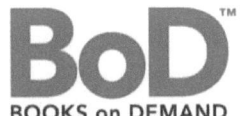
BOOKS on DEMAND

Für meine Frau, meinem Sohn, die mir eine große Stütze waren und sind. Für alle die mir nahestehen.

Danke.

Karl-Heinz Baaken

... und danach kommt die Angst

Mein Schlaganfall, und die Angst danach
– Ein persönlicher Erlebnisbericht –

Bibliografische Information der Deutschen Nationalbibliothek

Die Deutsche Nationalbibliothek verzeichnet diese Publikation
in der Deutschen Nationalbibliografie; detaillierte bibliografische
Daten sind im Internet über http://dnb.d-nb.de abrufbar.

© 2017 Karl-Heinz Baaken

Herstellung: BoD – Books on Demand, Norderstedt

ISBN: 978-3-744813907

FSC
www.fsc.org

MIX
Papier aus verantwortungsvollen Quellen
Paper from responsible sources
FSC® C105338

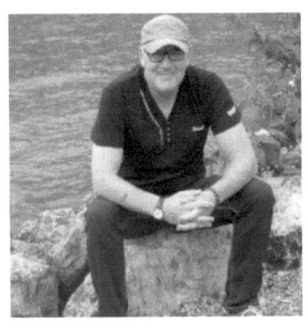

Der Autor wurde 1958 in einem kleinen Dorf am linken Niederrhein geboren. Da er sehr bodenständig ist, hat er diese Region nie verlassen. Karl-Heinz Baaken ist verheiratet und Vater eines erwachsenen Sohnes. Im Jahr 2014 erlitt er einen ischämischen Infarkt, einen Schlaganfall. Von diesem, und der Angst danach, möchte er in seinem Buch berichten.

Anstelle eines Vorwortes

Und schon wieder ein Buch über einen Schlaganfall. Es gibt viele Bücher über dieses Thema, von Prominenten oder unbekannten Menschen, wie ich es einer bin, geschrieben. Wer möchte so etwas schon lesen? Ich selbst möchte es lesen, denn ich selbst habe es geschrieben, Wort für Wort, Zeile für Zeile. Keinen Ghostwriter, keinen hinter dem ich mich verstecke. Es sind meine eigenen Gedanken, meine eigenen Ängste und Sorgen, aber auch meine Freuden. Mit diesem Buch habe ich mich meiner Angst vor einem erneuten Schlaganfall gestellt, und es hat mir gutgetan, es zu schreiben.

Vorab, sicher vorkommende Rechtschreibfehler oder Mängel in der Grammatik, bitte ich, mir zu verzeihen. Ich bin kein Schriftsteller, bin kein Lektor, ich bin ein Mensch mit Fehlern, wie alle anderen auch.

Das Buch ist aber auch für jeden anderen vielleicht lesenswert. Für Menschen, die das Gleiche oder ein ähnliches Schicksal erlitten haben, für diejenigen, die wie ich mit der Angst zu kämpfen haben, dass es sie wieder „erwischt". Für Angehörige, die daran interessiert sind, weil sie einen lieben Menschen aus ihrem Umfeld pflegen, weil auch bei diesem „die Angst später kommt".

In diesem Buch halte ich keine Rückschau auf mein „Leben davor", und wenn, dann nur am Rande. Dieser persönliche Erlebnisbericht fängt mit dem Tag des Schlaganfalls an. Vielmehr blicke ich nach vorn, was ich durch diesen Schicksalsschlag geworden bin, was ich danach noch konnte bzw. jetzt wieder kann. Auch wenn manchmal traurige Momente vorkommen, es ist ein positives Buch, zumindest habe ich versucht, es Ihnen positiv näherzubringen.

Manche werden am Ende des Buches vielleicht fragen: Über welchen Schlaganfall schreibt er denn da? Das war doch ganz bestimmt keiner.

Doch, es war einer. Ich hatte das Glück, dass es in den Augen vieler „gut" ausgegangen ist, dass ich meine Beine, meine Arme wieder ohne Probleme bewegen kann. Ich habe meine Sprache wiederbekommen, meine Wortfindungsstörungen sind bis auf leichte Aussetzer verschwunden. Ich bin dankbar und glücklich.

Wenn Sie immer noch möchten, folgen Sie mir in die Welt der Krankenhäuser, in die REHA-Klinik und zu vielen Untersuchungen. Folgen Sie mir, wenn ich mich über kleine und große Fortschritte gefreut habe, und immer noch freue.

Doch folgen Sie mir auch, wenn ich vor Angst und Sorge oft nicht schlafen konnte.

So wie ich alles erlebt habe, so habe ich es geschrieben.

Sie finden in diesem Buch auch Auszüge aus Entlassungsberichten oder Gutachten. Bei diesen habe ich mir erlaubt, diese so wie es dort geschrieben steht zu übernehmen.

Schmunzeln, lachen und weinen Sie mit mir. Und ja, ich wünsche Ihnen viel Spaß und gute Unterhaltung beim Lesen dieses Buches.

Schlaganfall und Aufnahme
ins Krankenhaus

15.07.2014, gegen 21.00 Uhr

An diesem Tag geschah es, plötzlich und unerwartet.
Plötzlich? Unerwartet? Ja, wie bei vielen anderen auch, kam es für mich unerwartet. Obwohl einige Warnzeichen bei mir vorhanden waren. Mein linkes Bein wollte seit Tagen oft nicht so, wie es hätte sein sollen, Beklemmungen im Brustbereich, Nachtschweiß mit Angstzuständen, die einen nicht mehr einschlafen ließen.
Bei einem Besuch bei meiner Schwester fiel mir der Autoschlüssel aus der linken Hand; bemerkt habe ich es nur, weil er auf dem Asphalt aufschlug. Sofort danach ein Schwindelgefühl, sodass ich mich erst mal auf die Treppenstufen zu ihrem Haus setzen musste. „Hey, geht schon wieder", war meine Antwort auf die besorgten Fragen meiner Frau, meiner Schwester und ihres Mannes. Erst mal ein Glas Sekt, ist doch sicher nur der Kreislauf, also den aufkommenden Verdacht beiseiteschieben, geht ja schon wieder gut und einen netten Abend mit Schwester, Schwager und Frau verbringen, denn wer denkt schon an einen Schlaganfall? So was bekommen doch nur alte Menschen, oder?

Ich bin doch der Macher, immer Sport getrieben, o. k., geraucht wie ein Schlot, und mit dem Sport ist es wohl auch schon ein paar Jahre her, aber trotzdem. Ich bekomme so was nicht.

Doch ich selbst war doch auch schon 55 und wurde, und werde noch heute, von meinem Sohn liebevoll des Öfteren als „alter Mann" betitelt. Na gut, mit seinen 27 Jahren hat er auch das Recht dazu, oder?

Der „alte Mann" hat die Vorzeichen nicht beachtet und der „unerwartete" Tag rückte immer näher.

Stehe voll im Berufsleben als Ansager und Servicemitarbeiter bei der Deutschen Bahn AG, und das im Früh-, Spät- und Nachtdienst. Meine Frau und ich, wir leben unser Leben, unser Sohn ist vor einiger Zeit ausgezogen, hat nach seinem Gewinn bei „Wer wird Millionär" seine erste eigene Wohnung in E. bezogen. Bevor Sie fragen, nein, zur Million hat es nicht gereicht, aber ein schönes Sümmchen für ihn alleine hat er gewonnen. Wir fliegen einmal im Jahr in den Urlaub, meistens in die Türkei, einfach mal Strandurlaub, einfach mal genießen und den Akku aufladen. Auch in diesem Jahr haben wir unseren Urlaub dort verbracht, ohne Warn- und Vorzeichen, dass etwas „passieren" könnte. Nein, es war einfach nur ein schöner, erholsamer Urlaub.

Doch der Schlaganfall rückt näher, immer näher. Etwas, was man vielleicht hätte aufhalten können, wenn man auf die Warnzeichen gehört und sie beachtet hätte.

Am 15.07.2014 hatte ich Spätdienst als Ansager bei der Deutschen Bahn AG. Spätdienst bedeutet von 13.00 – 20.00 Uhr.

Ein Tag zum Vergessen. Fast alle Züge hatten Verspätung, mehrere Zugverbindungen fielen sogar ganz aus. Da redest du dir einen Wolf, besonders deswegen, weil unser Bahnhof nicht mehr mit einem Servicemitarbeiter besetzt ist. Ich gönne so etwas keinem, steht mal an so einem Tag mit roter Mütze auf dem Bahnsteig. Horror pur!

Doch ein Gutes hatte es auch, der Dienst ging sehr schnell vorbei. Meine Ablösung kam zum Nachtdienst, ein wenig rumgeflachst, Dienst übergeben, und schon ging es ab in den Feierabend.

Im Zug nach Hause noch ein wenig gelesen, den erbosten Fahrgästen zugehört, bin in Zivil ja auch nicht als Eisenbahner zu erkennen, es wurde geschimpft und gespottet über die Sch...bahn und die Beamten, eben typisch Bahn halt, immer mit Verspätung. Ich hatte Glück und kam unerkannt und unbeschadet an mein Ziel. Jetzt noch schnell aufs Fahrrad und zack, ich bin zu Hause.

Was liegt heute denn noch an? Ist doch schon 20.30 Uhr. Meine Frau war zu ihrem Stammtisch,

Krabbelgruppe genannt. Vier Mädels, die sich treffen, seit unsere Kinder noch gekrabbelt haben.

Na, ist doch spitze, dachte ich mir, kochst dir noch ein Süppchen, genießt es vor dem Fernseher im Wohnzimmer und schaust die Ankunft unserer frisch gebackenen Weltmeister, die an diesem Tag aus Brasilien zurückkamen. Gut, man muss nicht alle Spieler mögen, aber Weltmeister werden wir auch nicht alle Tage.

Also, Jacke und Schuhe aus, Arbeitstasche in die Ecke und die Mikrowelle angeschaltet. Mikrowellengerichte, das kann ich. Da ich alles andere als ein Koch bin, mir würde sogar das Wasser anbrennen, wenn ich es kochen würde, geht's am besten aus der Mikrowelle, wenn ich mal allein zu Hause bin. „Bling", sagt das Gerät, Suppe ist fertig. Den Teller, ganz vorsichtig, mit spitzen Fingern ins Wohnzimmer getragen, auf den Tisch gesetzt, mich selbst aufs Sofa, Suppe gelöffelt und gleichzeitig Fernsehen geschaut, das Leben ist schön.

Noch 5 Minuten bis zum Schlaganfall

Weiß man die Zeit, trotz Warnzeichen, wann der Schlag einen trifft? Nein, keiner, der je einen Schlaganfall hatte, weiß vorher, wann es einen „erwischt".
Die Suppe ausgelöffelt, mit dem Gedanken an die Zigarette nach dem Essen noch einmal wohlig auf dem Sofa ausgestreckt, es gibt doch noch Beamte, die hart arbeiten. Doch halt, eben noch den Teller und den Löffel in die Spülmaschine, damit es nachher keine Meckerei gibt. Also vor der Zigarette den Teller geschnappt, aufgestanden und .... BAM!

Mir wurde auf einmal so ganz komisch im Kopf, mein linkes Bein gehorchte mir nicht mehr, und zack lag ich mit Teller auf dem Teppich, meine linke Hand gehörte nicht mehr zu mir, sondern lag mit zusammengekrümmten Fingern auf meiner Brust. Der erste Gedanke: Was ist das denn jetzt schon wieder? Der zweite Gedanke: Schlaganfall. Nein, ich doch nicht. Mit aller Willenskraft, die mir blieb, zog ich mich mit der rechten Hand am Couchtisch hoch, mein linkes Bein wollte immer noch nicht so wie ich, aber das wollen wir doch mal sehen, mein Körper gehört mir! Aufstehen, los aufstehen, ich bin hier der Chef, also los?

Wie sagt man so schön? „Alles, was man will, schafft man auch!" Wackelig und auch voller Fragen schaffte ich es wieder, mich aufrecht hinzustellen. Einige Male mit dem linken Bein so gut ich konnte auf den Teppich gestampft, sehr gut funktionierte es leider nicht, die Hand mit meiner Rechten etwas massiert, wollen doch mal sehen, wer hier das Sagen hat. Doch was wollte ich eigentlich? Der Teller in die Spülmaschine? Keine Ahnung, was ich wollte, was läuft denn da im Fernsehen? Irgendwelche fremden Menschen, die gefeiert wurden, wozu, wofür?

Ach ja, du wolltest doch in die Küche, aber warum? Mit schwankenden, unsicheren Schritten setzte ich mich in Bewegung. Warum hängt mein Mundwinkel? Doch ein Schlaganfall? Die mir selbst gestellten Fragen verschwanden im Nirgendwo, eine Lethargie, ja irgendwie schon ein Glücksgefühl, setzte ein. Ein Glücksgefühl? Nein, doch wohl eher ein Scheißegal-Gefühl. Wo wollte ich hin? Ach ja, in die Küche. Doch was will ich denn da? Auf meinem Weg dorthin kam ich im Flur an einem großen Spiegel vorbei, schaue hinein, sehe meinen Mundwinkel herabhängen, will einen klaren Satz sprechen, ich kann mich verstehen, doch warum brauche ich so lange, bis die Worte meine Lippen verlassen? Der letzte einigermaßen klare Gedanke war … „Scheiße, hat es dich doch erwischt."

Hab mich in die Küche geschleppt und an den Tisch gesetzt. Meine Frau müsste doch gleich nach Hause kommen, und dann? Ich könnte sie ja anrufen. Handy raus, ihre Nummer ist ja abgespeichert, wird ja nicht so schwer sein. Mit dem Smartphone in der Hand, ich kam mir vor wie ein Neandertaler, der zum ersten Mal so ein Ding in der Hand hält, wie funktioniert das? Ah, da ist ja das Symbol für Telefon, ich drück da mal drauf, und nun? So viele Fragen, mein Kopf platzt bald, ich überlege und finde keine Lösung. Später, viel später erst hab ich gesehen, was ich alles gedrückt habe. Doch mit dem Handy telefonieren? Unmöglich, ich schaff es einfach nicht. Warum eigentlich nicht? Bist du jetzt blöde? Kannst das Ding doch im Schlaf bedienen. Mein Kopf ist wie in Watte gepackt, keine Schmerzen, doch unmöglich, einen klaren Gedanken zu fassen oder gar zu Ende zu denken.

„Festnetz, 112 wählen, das ist die Lösung." Das Telefon liegt doch da, mit jeder Menge Zahlen darauf. Wie war doch die Nummer, die ich unbedingt wählen wollte? Mann, reiß dich doch mal zusammen, wirst doch wohl noch anrufen können. Welche Nummer? Ach ja, die 112.

Ich sehe die 1, ich sehe die 2 auf der Tastatur, doch mein Gehirn bringt es nicht zusammen, die Gedanken verschwinden im Nichts, warum will ich überhaupt jemand anrufen? Eine große Müdigkeit befällt mich ganz plötzlich, Telefon und anrufen ist nicht mehr wichtig, ich hab es einfach vergessen. Sinke mit dem Kopf auf den Tisch, möchte nur noch schlafen, schlafen ist schön, dann hat man auch nicht so wirre Gedanken, die alle ins Nichts führen.

Werde wach, sitze im Dunkeln in der Küche, warum in der Küche? Was will ich hier? Höre von fern die Stimme meiner Frau, obwohl sie doch neben mir steht. Auf ihre Frage, was los sei, warum ich hier im Dunkeln sitze, kann ich nur schleppend „ich weiß auch nicht" antworten. Sollen wir zum Krankenhaus fahren? Warum nur immer diese Fragen? „Was soll ich denn dort?", frage ich mit einem dümmlichen Grinsen in meinem Gesicht zurück. Meine Frau ist wohl „nur" 161 cm groß, doch was sie will, das will und bekommt sie. Packt mich, zieht mich vom Küchentisch hoch, „kannst du laufen?". Klar doch, geht alles wieder. Doch warum werde ich dann gestützt auf dem Weg zum Auto, das Gott sei Dank genau vor der Tür steht?
Bis zum Krankenhaus sind es ca. 5 Minuten Fahrtzeit. Ab in die Aufnahme, es geht wohl alles ganz schnell, nachdem meine Frau das Wort Schlaganfall erwähnt. Ich weiß von der Aufnahme eigentlich

gar nichts mehr, irgendwie liegt alles im Dunkeln. Mir wurde es alles einige Tage später erzählt. Eine Ärztin stellt mir Fragen, schon wieder diese Fragen, mir geht es doch gut, kann laufen, kann sprechen. Ich kenne meinen Namen, weiß, wie alt ich bin, doch auf die Frage, wo ich arbeite, kann ich nur Bundesbahn antworten, obwohl wir jetzt doch als Deutsche Bahn AG bezeichnet werden. „In welcher Stadt arbeiten Sie bei der Bahn?" Was soll diese Frage denn jetzt? Weiß ich doch, oder? Trotz Überlegen, ich komme nicht auf den Namen. „Wie viel ergibt 8 + 2, wie viel ergibt 3 + 3?" Rechenaufgaben? Bin ich hier in der Grundschule, halten die mich für blöde? Doch obwohl ich mein Gehirn anstrenge, die Lösung der Aufgaben finde ich nicht. „Wie viel ist 5 x 5, Herr Baaken?" Na 25, ist doch ganz einfach. „Und 8 x 2?" Na 16, mir war einfach nicht bewusst, dass ich weder addieren noch subtrahieren, jedoch multiplizieren und dividieren konnte. Dazu muss ich sagen, ich war nie ein Genie in Mathe, aber addieren bis zur 10 fiel mir bis dato relativ leicht. Ich soll meine Hände nach außen drehen, beide zur gleichen Zeit. Ha, denke ich, denke ich überhaupt noch, oder reagiere ich nur noch? Ok, wenn sie es dann so haben möchte, ich bin doch ein freundlicher und zuvorkommender Mensch. Doch warum macht es die linke Hand nicht so, wie sie es haben will? Zeigen Sie mir mal die Zähne, strecken Sie die Zunge raus. Nun geht es aber los, aber in Ordnung, blöde und dümmlich grinsen kann ich ja. Ihre Diagnose, „Herr Baaken, Sie hatten einen Schlaganfall." Einen Schlaganfall? Hatte ich mir das nicht schon gedacht, als meine Gedanken noch in geordneten Bahnen liefen? Gehört habe ich es wohl, doch umsetzen oder etwas damit anfangen, überhaupt nicht. Und irgendwie war es mir auch egal, wollte nur noch schlafen und meine Ruhe haben. Vorher aber noch zum CT. Ich hab es alleine geschafft, in die besagte Abteilung zu gelangen. Den Kopf leer, und doch voller Fragen, wartete ich, bis ich an die Reihe kam. Doch was ist ein CT überhaupt?

Die Computertomografie (CT) ist ein modernes Schnittbildverfahren, durch das ein detaillierter Blick in den menschlichen Körper möglich wird, bei mir war es nun der Kopf. Während der Untersuchung liegen Sie meist in Rückenlage, seltener in Bauchlage auf einer schmalen Liege, die sich langsam in die ringförmige Öffnung (Gantry) des Gerätes hineinbewegt. Die Gantry ist mit ca. 70 cm relativ weit und ringförmig (keine "Röhre"), weshalb Sie sich nicht eingeengt fühlen und keine Platzangst haben müssen. Während der Untersuchung können Sie über eine Wechselsprechanlage jeder-

zeit mit dem Arzt bzw. der Röntgenassistentin
sprechen, falls Probleme auftreten.
Die Untersuchung selbst ist völlig schmerzfrei und
dauert, je nach Aufwand, 2 bis 10 Minuten. Sie
sollten während der Untersuchung so entspannt
und ruhig wie möglich liegen.

Mittlerweile hatte meine Frau auch die Anmeldung abgeschlossen. Trotz Schlaganfall, Bürokratie ist Bürokratie, und wir sind ja schließlich in Deutschland, wo alles seine Ordnung haben muss.
Endlich, alles war erledigt, ich war aufgenommen, erste Diagnose war gestellt und mein Bett auf der Stroke Unit wartete auf mich.

Krankenhausaufenthalt

Stroke Unit? Was ist das denn jetzt schon wieder? Für alle, die es noch nicht wissen sollten, kommt hier eine kurze Erklärung.

Zitat Wikipedia: Die Aufnahme des Patienten sollte auf eine Spezialstation für Schlaganfallpatienten, einer sogenannten Stroke Unit (Schlaganfalleinheit) erfolgen. Das erste Ziel dort ist es, dem Patienten eine rasche und optimale Diagnostik zu bieten, um die optimale Therapie festzulegen. Die weitere Behandlung basiert auf einer intensiven laufenden Überwachung des Patienten. Kontinuierlich werden die Basisparameter von Blutdruck, Puls, Temperatur, Blutzucker und Atmung kontrolliert. Die enge Zusammenarbeit verschiedener medizinischer Disziplinen wie Neurologen, Internisten, Neurochirurgen und Radiologen ist ein weiterer Vorteil der Schlaganfall-Einheit, wie auch die frühzeitige Einleitung einer längerfristig angelegten Rehabilitation (Krankengymnastik, Ergotherapie, Physiotherapie, Sprachtherapie.

Auf so einer Stroke Unit lag ich nun, und ganz langsam kam ich zur Ruhe. Obwohl ich ein Langzeit-EKG, eine Blutdruckmanschette um den Oberarm, eine Kanüle am rechten Arm, die zu einem Tropf mit einer klaren Flüssigkeit führte und damit in meinen Körper gelangte – erst am nächsten Tag erfuhr ich, dass es sich um eine Lyse, oder besser Thrombolyse, handelte, welche u. a. bei einem ischämischen Schlaganfalls eingesetzt wird –, sowie irgendeine Klammer am Zeigefinger trug, die den Sauerstoffgehalt meines Blutes überwachte, konnte ich endlich schlafen. Ich glaube, ich schlief mit dem Gedanken, morgen ist wieder alles gut, ein. Doch genau kann ich es nicht sagen, denn meine wirren Gedanken fuhren immer noch Achterbahn. Auch die Hilferufe einer älteren Frau, die mit mir im gleichen Zimmer lag (später erfuhr ich, dass sie in dieser Nacht verstorben ist), oder das Hin und Her der Pflegekräfte störten mich kaum noch, endlich keine Fragen mehr beantworten müssen, auf die ich eh keine Antwort wusste.

Moment. Eine ältere Frau im gleichen Zimmer? Wirft er jetzt schon wieder alles durcheinander? Nein. Stellen Sie sich die Stroke Unit wie eine Intensivstation vor, ob Männlein, ob Weiblein, hier wird jeder aufgenommen, der einen Schlaganfall hatte oder wenn der Verdacht naheliegt, einen solchen oder eine TIA, den Vorboten eines Schlaganfalles, erlitten zu haben.

Ich schlief ein mit der Ungewissheit, was jetzt noch alles auf mich zukommen würde.

Am nächsten Morgen, ich werde wach und wundere mich kurz über die gesamten Geräte, an denen ich hänge. Da war doch was, oder? Irgendwie kommt mir wieder der Gedanke, Schlaganfall?! Da waren doch gestern einige Untersuchungen, an die ich mich erinnern kann. Zur Toilette müsste ich auch mal dringend, und wo ist die ältere Frau, die ich heute Nacht um Hilfe rufen hörte? Hatte ich alles nur geträumt? Heute Morgen bin ich ganz allein im Zimmer. Irgendwo muss doch hier auch eine Klingel sein, wie gesagt, der Drang, auf die Toilette zu müssen, wurde immens. Da baumelt doch was vor meinem Gesicht mit einem roten Knopf, mal draufgedrückt, schauen, was geschieht. Prompt erschien auch eine Schwester, Schwester M., die mich freundlich fragte: „Guten Morgen Herr Baaken, wie geht es Ihnen?" Eine Frage aus dem Lehrbuch für Krankenschwestern und Pfleger? Ich habe sie aber doch bewusst und ehrlich aufgenommen. „Gut", antwortete ich, „aber zur Toilette müsste ich trotzdem." Schwester M. befreite mich von allen störenden Kabeln und dem Tropf, sodass ich aufstehen konnte. „Muss ich Sie stützen? Können Sie alleine laufen"? Klar doch, kann ich!

Auf dem Weg ins Bad war ich doch noch ein wenig

wackelig auf den Beinen, aber der erste Erfolg war da, ich konnte alleine laufen. Nun aber wieder schnell in mein Bett, war wohl doch etwas zu viel für mich, der Weg von und zum Bad. Sofort wurden wieder alle Kabel angeschlossen, auf meine Frage, warum das alles sein muss, wurde mir freundlich geantwortet: „Visite kommt gleich, dann können Sie alles fragen und werden vom Chefarzt Professor K. umfassend informiert." Vom Chefarzt? Da ich das Glück habe, Beamter zu sein, und damit privat versichert, kommt für mich eine Chefarztbehandlung infrage. Doch, ganz ehrlich, es hat mich noch nie interessiert, oft ist es mir sogar ein wenig peinlich zu sagen: „Ich bin Privatpatient."

Mittlerweile war auch meine Frau wieder da, mit Wäsche für den Krankenhausaufenthalt, und ganz wichtig, meinem eBook-Reader. Warum es noch ganz wichtig wurde, dass meine Frau da war, zeigte sich spätestens bei der Visite, die kurz danach in mein Zimmer kam. Professor K. sprach sehr freundlich mit mir, aber zu meinem Leidwesen auch sehr, sehr leise. Da ich mittlerweile Hörgeräte trage, diese natürlich nicht dabei hatte, verstand ich, wenn überhaupt, nur die Hälfte. Gott sei Dank hat meine Frau sehr gute Ohren und konnte mir nachher berichten, dass ich mit Langzeit-EKG,

Langzeit-Blutdruckmessungen, einer Kanüle zur erwähnten Thrombolyse und der Klammer an meinem Finger, um den Sauerstoffgehalt meines Blutes zu überwachen, [???].

Doch zuerst standen wieder diese komischen Übungen an. Strecken Sie bitte die Arme aus, Handflächen beide nach oben. Meine linke Hand wollte immer noch nicht so, aber es war schon bedeutend besser als gestern Abend. Auch Zähne zeigen, Zunge raus und Stirnrunzeln war wieder angesagt. Neu war diesmal, dass ich den Satz „Heute ist ein schöner Tag" sagen sollte. Das gelang mir zur Zufriedenheit der Ärzte hervorragend. Trotz allem, die Diagnose war und ist ein Schlaganfall. Auf unsere Fragen, besser auf die Fragen meiner Frau, wie es denn nun weitergeht und was die Bewegungen mit den Armen und der Satz „Heute ist ein schöner Tag" bezwecken sollten, wurde uns aufgezeigt, dass diese Bewegungen und einzelnen Sätze zeigen sollen, ob das Gehirn schon oder noch immer auf „Befehle" reagiert. Außerdem erfuhren wir die nächsten Schritte meiner Behandlung. Ich würde für mindestens 72 Stunden auf der Stroke Unit verbleiben. Wie bitte? 72 Stunden an all diesen Geräten? Ich merkte schon, meine Ungeduld kehrte zurück, ich empfand die Ungeduld als gutes Zeichen für mich und meine Heilung.

Ein CT vom Kopf, das schon gestern bei meiner Aufnahme gemacht wurde, erbrachte folgendes Ergebnis:

kein Anhalt für eine intra- oder extraaxiale Blutung. Nun, wer kann sich unter diesen Erläuterungen, wenn man kein Mediziner ist, schon etwas vorstellen? Ich werde mein Bestes tun, um es zu erklären. Diese Begriffe sollen einem deutlich machen, dass man keinen Hirntumor hat. Nun, das war ja schon einmal eine positive Nachricht. Des Weiteren sollte noch eine CT-Angiografie der Halsschlagadern gemacht werden. Was soll das denn nun wieder sein? *Die CT-Angiografie ist ein bildgebendes Verfahren in der Medizin, mit dessen Hilfe Blutgefäße im Körper dargestellt werden können.*

Mir hätten die medizinischen Begriffe damals auch nichts gesagt, aber Internet und Wikipedia sei Dank, dort findet man (fast) alles. Nun denn, bei dieser Untersuchung wurde festgestellt, dass ein beidseitiger Karotis-Interna-Verschluss unmittelbar an der Karotisgabel vorliegt. Kurz und nicht gut, bei mir war es Mediainfarkt rechts mit ACI-Verschluss, ein Mediainfarkt ist ein ischämischer Schlaganfall.

Der ischämische Schlaganfall oder Hirninfarkt oder auch „weißer" Schlaganfall ist die häufigste Form des Schlaganfalls. Ursache ist eine als Ischämie bezeichnete plötzliche Minderdurchblutung des Gehirns und damit eine Minderversorgung mit Sauerstoff und Glukose, die zur Energiegewinnung benötigt werden. Die Minderdurchblutung wird meist durch Einengungen oder Verschlüsse der hirnversorgenden Arterien verursacht.

Leider hatte die schon erwähnte Thrombolyse bei mir nicht den gewünschten Erfolg gehabt und den Thrombus nicht aufgelöst.

Lassen Sie mich den Begriff Thrombolyse kurz erklären:

Die Thrombolyse (v. griech. thrombus „Blutpfropf", lyse „Auflösung") – im medizinischen Jargon kurz Lyse genannt – ist eine medizinische Therapie bei neu aufgetretenen Verschlüssen von Blutgefäßen. Das Verfahren kann zur Behandlung des Herzinfarkts (Myokardinfarkt), der Lungenembolie, des ischämischen Schlaganfalls und auch schon bei einer festgestellten, diese potenziell verursachenden Thrombose eingesetzt werden.

Die eingesetzten Stoffe aktivieren dabei Plasmin, ein Enzym der körpereigenen Fibrinolyse (Fib-

rinspaltung).

Zur Lyse eingesetzte Medikamente bestehen aus Enzymen, die diesen Thrombus bzw. Embolus abbauen können, oder aus Stoffen, die ein körpereigenes Abbauenzym (Plasminogen) aktivieren und somit die Blutbahn wieder frei halten. Es kann intravenös als systemische Lyse und in speziellen Fällen über einen Katheter intraarteriell als lokale Lyse verabreicht werden. Je früher lysiert wird, desto größer die Erfolgschancen. Bei kreislaufinstabilen Patienten mit Lungenembolien kann bereits der Notarzt mit der Thrombolyse beginnen. Dies ist ebenfalls bei Herzinfarkten der Fall, falls ein Herzkatheterzentrum nicht zeitnah (binnen 90 bis 120 Minuten) erreichbar ist. Neue Studien verkürzen die Zeit noch weiter, die Fibrinolyse ist eine gute Alternative zur perkutanten transluminalen koronaren Intervention (PCI), wenn die Symptome des Herzinfarktes (STEMI) vor maximal drei Stunden begonnen haben und der Transport in ein Krankenhaus länger als eine Stunde dauern würde.

Wird ein bestimmter Zeitraum überschritten, überwiegen die Gefahren den Nutzen, da das Gewebe bereits nekrotisiert sein kann. Als Anhalts-

werte galten beim Schlaganfall früher drei, nach neuen Studien bis zu viereinhalb Stunden nach Einsetzen der Schlaganfallsymptome als sicher und effektiv und beim Herzinfarkt sechs Stunden, nach deren Ablauf eine Thrombolyse meist keinen Nutzen mehr erzielt.
(Quelle: Internet)

Nun wusste ich endlich, was ich hatte und wo es in meinem Gehirn eingeschlagen war. Darum u. a. auch mein momentan mangelhaftes Zahlenverständnis. Positiv erstaunt waren die Ärzte aber doch, dass ich mich schon wieder gut bewegen und mich verständlich ausdrücken konnte. Doch wurden mir noch einige andere Untersuchungen, wie MRT, ergotherapeutische, neuropsychologische und logopädische Untersuchungen und Therapien nahegelegt, auf welche ich später noch näher eingehen möchte. Fürs Erste war es für mich und meine Frau doch ein Schock, gleichzeitig aber freuten wir uns, dass es mich wohl nicht so schlimm erwischt hatte.

Neuropsychologische Untersuchung im Krankenhaus

Der Patient arbeitet mittelmäßig in Bezug auf Tempo und Menge und seine Arbeitsweise ist während des Arbeitsprozesses ungenau, da ihm relativ viele zu bearbeitende Items nicht auffallen.

So sagt es der Entlassungsbericht, nicht mehr und nicht weniger. Doch lassen Sie mich dazu einige Worte sagen. Zwei Tage nachdem ich im Krankenhaus aufgenommen wurde, erschien eine mir fremde und etwas komische Frau auf der Stroke Unit, auf der ich noch immer lag. Sie stellte sich als Psychologin vor und meinte, ich müsse jetzt sofort mitkommen, um ein paar psychologische Tests mit ihr zu machen. Hallo!! Ich lieg hier verkabelt, ich kenne Sie nicht, und mit fremden Frauen gehe ich schon gar nicht gerne irgendwohin. Okay, so wortwörtlich habe ich es nicht gesagt, aber doch klar zu verstehen gegeben, dass ich Angst davor habe, „einfach so" von allen Kabeln befreit zu werden, wenn kein Arzt es anordnet. Sie ging darauf überhaupt nicht ein, ging hinaus und kam nach wenigen Minuten mit einer Schwester zurück. Die nette Schwester, leider war es nicht Schwester M., versuchte mich zu beruhigen und sagte, dass alles in Ordnung sei, die Tests bzw. die psychologische Untersuchung seien reine Routine, wenn man nach einem Schlaganfall auf der Stroke Unit liegt. Ich sehe noch heute den Blick der „Psychologin", der mir zu verstehen gab, dass sie gewonnen hatte. Mich wundert, dass sie nicht die Faust zur Siegespose machte.

„Bitte folgen Sie mir in mein Büro, Herr Baaken." So trottete ich, noch immer etwas wackelig auf den Beinen, hinter ihr her. Die ganze Sache wurde mir noch suspekter, als ich bemerkte, dass die gute Frau stark hinkte. Nein, ich habe keine Vorurteile gegenüber Menschen mit Handicap, doch momentan stellte sich bei mir alles auf Abwehr, so nach dem Motto: „Von mir erfährst du gar nichts." Besonders dann nicht, wenn man das Gefühl hat, als momentan doch etwas hilfloser Mensch entführt zu werden. Und wenn ich auf stur schalte, bleibt es auf stur, da kommt mein Dickkopf so richtig durch. Angekommen in ihrem Büro ging die Fragerei auch schon los, und das für mich mit der schlimmsten aller Fragen: „Wie geht es uns denn heute?" Sie hat wirklich UNS gesagt! Mir war ganz bestimmt nicht nach Witzen und Scherzen zumute, besonders weil mir auch noch viele Worte in meinem Sprachschatz fehlten, aber bei dieser Frau brachte ich doch den uralten Kalauer an und erwiderte: „Wie es Ihnen geht, kann ich Ihnen nicht beantworten. Ich für meine Person kann sagen, ich hatte einen Schlaganfall." Das kam nun überhaupt nicht gut bei ihr an, ich müsste schon die Bereitschaft haben, mich bei den Tests aktiv zu beteiligen. Ganz ehrlich, an die Tests kann ich mich beim besten Willen nicht mehr erinnern, aber wie man am Anfang schon erkennen kann, sie sind wohl denkbar schlecht ausgefallen. Endlich durfte ich wieder auf mein Zimmer und war der „Psychologin" entronnen, ich habe sie während meines zweiwöchigen Aufenthaltes im Krankenhaus nicht wiedergesehen. Ich weiß nicht, wer oder was sie war, und möchte es bis zum heutigen Tag auch nicht wissen.

MRT-Untersuchung.

Verschluss der Ateria carotis interna beidseitig durch Thrombus. Kein Nachweis einer Dissektion. Hypoplastische Arteria vertebalis links. Kontrastierung der Arteria cerebi media beiderseits über die Arteria carotis externa. Mediateilinfarkt rechts.

Auch das steht im Entlassungsbericht und bedeutet in etwa:
Ein Thrombus, woher dieser auch immer gekommen ist, verstopft eine Arterie, sodass diese das Gehirn nicht mehr versorgt. Die letzte Halsschlagader versorgt nun allein meinen Kopf, außerdem ist der Einschlag auf der rechten Seite in meinem Gehirn zu erkennen. Wie jetzt, auf der rechten Seite im Kopf? Habe ich nicht am Anfang von Lähmungserscheinungen im linken Arm berichtet? Doch es ist wohl so, schlägt es, wie bei mir, auf der rechten Seite ein, sind oft die linken Extremitäten betroffen, unser Gehirn arbeitet quasi spiegelverkehrt.

Doch lassen Sie mich von der Hin- und Rückfahrt in das andere Krankenhaus sowie von der MRT-Untersuchung berichten. Drei Tage nach meinem Schlaganfall wurde mir bei der Visite gesagt, dass es heute mit einem Krankentransport zur Kreisstadt geht. Das dortige Krankenhaus hat eine

„Röhre", dort würden die Untersuchungen an und in meinem Kopf durchgeführt.

Es war der 18.07.2014 und es war am Morgen schon zu erkennen, dass es ein heißer Tag werden würde. Der Rettungswagen, der mich abholen sollte, kam, die Sanitäter erhielten die notwendigen Papiere und Unterlagen und los ging es, ca. 30 Kilometer zur angekündigten Untersuchung.

Auf der Fahrt dorthin versuchte ich ein Gespräch zu führen, doch es wurde sehr eintönig, da mir auffiel, dass ich wohl wieder „vernünftig" reden konnte, aber mir oft Wörter nicht einfielen oder mir ganz und gar entfallen waren. Mir war schon klar, was mit mir geschehen war, aber die ganze Tragweite und was noch alles nach einem Schlaganfall auf mich und die Personen, die mir nahestehen, wartete, das alles war für mich noch in weiter Ferne.

Angekommen, ab in den Keller zur Radiologie, wo es angenehm kühl und ich der Hitze des Tages erst einmal entronnen war. Die Sanitäter regelten alles, Papiere wurden übergeben, ich allein wäre eh verloren gewesen, was soll ich denen schon sagen? Doch meine Ärzte hatten alles scheinbar sehr gut vorbereitet und das Personal bzw. die Ärzte vor Ort waren informiert, was mit mir zu geschehen habe. Die Jungs von der Rettung verabschiedeten sich von mir und sagten, dass sie oder ein anderer Wagen rechtzeitig wieder da wären, um mich abzuholen. Natürlich habe ich es geglaubt, doch es kam alles ganz anders, schlimmer, doch davon später.

Eine total nette Mitarbeiterin der Radiologie nahm mich bildlich gesprochen an die Hand und führte mich in die Untersuchungsräume. „Schmuck bitte ablegen, Herr Baaken." Ich und Schmuck? Mein Kettchen, mein Ehering, ansonsten? Nichts weiter, auch keine Piercings oder Ähnliches. Da war sie nun, die Röhre. Ich kannte es ja schon vom CT, dort hat das Ding allerdings einen Durchmesser von ca. 70 cm, aber hier? Klein und eng, und da soll ich mit meinem Kopf hinein? Geht gar nicht! Seit ich denken kann, leide ich unter Platzangst in engen Räumen, wo ich meine Arme und/oder Kopf nicht bewegen kann. Alles halb so wild, versuchte man mich zu beruhigen, es würde wohl ein wenig laut werden während der Untersuchung, und man verpasste mir ein paar Ohrstöpsel. Der Krach, der bei der Untersuchung entstehen sollte, wäre ja wohl das kleinste Problem. „Hallo Leute, ich habe Platzangst."

Also ab auf die Liege, am Kopf wurden noch irgendwelche Stützen angebracht, oh Gott, noch beengter als es eh schon war, und dann ging's hinein in die Röhre. Zu meiner Sicherheit und wohl auch, um mich etwas zu beruhigen, bekam ich noch so eine Art Notknopf in die Hand gedrückt: „Einfach betätigen, Herr Baaken, wenn Sie es nicht mehr aushalten können, und wir holen Sie sofort da raus." Aber besser wäre es doch, ich würde nicht draufdrücken, dann müssten sie wieder ganz von vorne anfangen.

Meine Augen waren geschlossen, einfach vorstellen man schläft oder möchte einschlafen, nur nicht sehen, wie beengt es hier alles ist. Das Knattern und andere komische Geräusche hörte ich schon, doch ich hatte ja meine Schwerhörigkeit schon erwähnt, also war das wirklich das kleinste Übel. Da nun aber doch meine Neugierde erwachte und ich sehen wollte, wo ich mich befand, wird ja wohl einmal kurz die Augen öffnen nicht so schlimm sein. Falsch gedacht! In dem Moment, wo ich meine Augen aufmachte, sah ich es sofort, mein Kopf war eng umschlossen von grauem Kunststoff. Sofort überfiel mich eine Panikattacke, „drück den Knopf, die dort draußen werden schon Verständnis aufbringen für jemanden, der vor ein paar Tagen einen Schlaganfall erlitten hatte". Soll ich jetzt drücken und das ganze Prozedere fängt von vorne an? Nein! Schnell wieder die Augen geschlossen, nichts sehen ist gut, nichts hören war immer noch zwecklos, die lauten Geräusche vom MRT waren ja immer noch da. Versuche mich selbst zu beruhigen, tiefe, langsame Atmung, runterkommen von der Platzangst. Wie lange sollte die Untersuchung noch dauern? 20 bis 25 Minuten, zähle ich einfach bis 60 und das multipliziert mit 25 ergibt 1500. Sie erinnern sich?! Multiplizieren konnte ich immer noch! Also einfach mal bis eintausend zählen und die Untersuchung wäre schon fast geschafft. Und ja, ich habe das MRT geschafft ohne den ominösen Knopf zu drücken. Also, ich war richtig stolz auf mich.

Kurz darauf saß ich schon wieder, mit Ring und Kettchen, im Wartebereich der Radiologie. Ich genoss die Stille und Kühle und hoffte, doch bald abgeholt zu werden, denn so langsam wurde ich müde. Ich wollte nur noch in mein Bett und für heute, nein für immer, von Untersuchungen verschont bleiben.
Irgendwie dauerte es mir alles viel zu lange, wo war mein Rettungswagen, der mich zurückbringen sollte? Die Jungs, die mich herbrachten, hatten es mir doch so gesagt. Oder sollte ich mit meinem immer noch wirren Kopf da etwas falsch verstanden haben? Muss ich mich hier irgendwo melden, damit ich nach Hause bzw. in das Krankenhaus komme, wo mein Bett steht? Wie läuft es hier ab? Ich bemerkte, dass ich kaum noch einen klaren Gedanken fassen konnte, meine Konzentration war gleich null. Ich begab mich zur Anmeldung der

Radiologieabteilung und wollte wissen, wann ich denn jetzt abgeholt würde, oder ob sie denn schon angerufen hätten, dass meine Untersuchung beendet war. So langsam kam Panik in mir hoch, Panik und Angstgefühle, die ich nun bestimmt nicht gebrauchen konnte. Was ging mir nicht alles durch den Kopf? Wie lange darf man „entkabelt" sein von all diesen Geräten? Was, wenn ich Besuch bekomme und ich bin nicht da? Wirre Gedanken, die mich immer unsicherer machten, trotz der Kühle hier im Keller brach mir der Schweiß aus und ich wurde immer nervöser. Die netten Damen versuchten mich ein wenig zu beruhigen, obwohl ich immer noch glaube, dass sie von meiner Angst, meiner Unruhe nicht allzu viel mitbekommen hatten. Man sagte mir, ich könnte doch mit dem Fahrstuhl schon einmal hochfahren, dann würde ich meine Transportmöglichkeit schneller sehen, sicher wäre sie bestimmt schon vorgefahren, ich könnte einsteigen, und dann ginge es wohl ganz schnell wieder in mein Bett. Man zeigte mir die Aufzüge, und Gott sei Dank, es war eine Art Lastenaufzug, also so einer, in dem man auch Patienten, die ans Bett gefesselt sind, transportieren kann. Denn ich für meine Person, ich hatte für heute von beengten Räumen mehr als genug. Also fuhr ich nach oben, im Glauben, ich würde im Empfangsbereich des dortigen Krankenhauses lan-

den. Weit gefehlt, es war, wie gesagt ein Lastenaufzug, der mich an den Rand des Gebäudes au-
ßerhalb brachte.

Keine Zufahrt, kein Mensch, und vor allen Dingen
keine Bäume und somit auch kein Schatten, und
das bei ca. 35 Grad.
Da stand ich nun, einsam und verlassen, meine
Gedanken fuhren kreuz und quer, jedoch ohne an
ein Ziel zu kommen. Zurück ging auch nicht mehr,
denn der Aufzug war nur mit Schlüssel zu bedienen. Außerdem befand sich rund um das Krankenhaus eine große Baustelle, sodass ich nicht
wusste, in welche Richtung ich mich wenden
musste. Einen Gedanken hielt ich aber fest, raus
aus der Sonne, sonst haut es dich noch einmal um.
Bäume, Bäume spenden doch Schatten, doch wo
ist hier ein Baum? Also einmal nach oben geblickt,
um einen Schattenspender für mich zu entdecken.
Eine schlechte, eine ganze schlechte Idee. Denn
wenn ich hochblicke, und das ist auch heute noch
so, erfasst mich sehr schnell ein Schwindelgefühl,
und das geht so weit, dass ich dann für einen Moment gar nichts mehr sehen kann. Auch das grelle
Sonnenlicht bereitete mir große Schwierigkeiten,
mein Sehfeld war sehr eingeschränkt. Das hing und
hängt noch immer mit meinem Schlaganfall zusammen, seit damals habe ich immense Probleme,
wenn ich mich ohne Sonnenbrille in die pralle Son-

ne wage.

Also einfach mal um die Hausecke getastet, natürlich die falsche Richtung, sie führte nicht zum Haupteingang, doch dort waren Bäume, große Schatten spendende Bäume. Ich schleppte mich kraftlos hin, angekommen im Schatten gaben meine Beine nach, kurz vor einer Ohnmacht sank ich am Fuß eines Baumes nieder. Habe ich geschlafen? War ich ohnmächtig? Ich weiß es nicht und werde es auch nie erfahren. Seit meinem Schlag waren erst drei Tage vergangen, was geschieht da momentan mit mir? Jetzt hatte die Gedankenachterbahn angehalten, ich dachte an gar nichts mehr.

Nach einer Zeit im Schatten, keiner war gekommen, um mir zu helfen oder mich gar abzuholen, ging es mir ein wenig besser. Was wollte ich noch, wo wollte ich hin, und warum? Zum Haupteingang, dort steht jetzt bestimmt der Wagen, der mich abholen sollte. Langsam setzte ich mich auf, hielt mich an meinem Freund, dem Baum, fest, bis ich wieder die Senkrechte erreicht hatte. Wo ist nun der Haupteingang? Ich habe dann all meinen Mut und meine Kraft gesammelt, bin den Weg zurückgeschwankt und um die andere Hausecke getrottet. Da war er, der Haupteingang. Viele Menschen, die ein- und ausgingen, doch keine Fahrer, keine Sanitäter, die auf mich warteten. Trotz meiner

Schwäche kam langsam eine Wut in mir hoch, mein Trotz meldete sich und ich betrat das Krankenhaus. Gleich nach dem Eintritt sah ich einen Infostand mit zwei netten älteren Damen in blauen Kitteln, ich war bei den guten Seelen des Krankenhauses gelandet. Ehrenamtliche Mitarbeiterinnen, die es wirklich gut meinen, immer freundlich sind, aber, die Damen mögen mir verzeihen, eigentlich überhaupt keine Ahnung haben.

Dort angekommen, versuchte ich mit meinem flüssigen, jedoch noch sehr eingeschränkten Wortschatz mein Problem zu erklären, zu meinem Unglück, sie wussten nicht, was ich wollte. Erst als mir das Wort „Schlaganfall" wieder präsent war und ich es von mir geben konnte, wurden meine Helferinnen noch agiler, noch hilfsbereiter, als sie es eh schon waren. Beide stürzten förmlich aus ihrem Infostand, hakten sich bei mir unter, führten mich zu einer Sitzgelegenheit und sagten, es würde sofort jemand kommen, der mir weiterhilft.

Schnell kam ein Arzt oder Pfleger, so genau konnte ich es nicht unterscheiden, ich hörte nur noch „Schlaganfall, schnell in die Notaufnahme". Endlich gelang es mir zu erklären, dass ich nach meinem SA vor drei Tagen hier zum MRT war und jetzt gerne in MEIN Krankenhaus und in MEIN Bett möchte. Gott sei Dank, ich wurde verstanden, irgendjemand hat sich wohl dann in der Radiologie erkundigt und informiert. Später erfuhr ich, dass mein Transport da gewesen, ich aber nirgendwo zu finden war. Dann kam ein Einsatz und mein Rettungswagen war weg. War es meine Schuld? Was hätte passieren können? Auch heute noch denke ich oft darüber nach, aber auch heute denke ich nicht bis zum Ende. *„Patient mit Schlaganfall, oder sogar tot, unter einem Baum am Krankenhaus gefunden."* Nein, bis zu diesem Ende denke ich nicht. Für mich wurde ein Taxi bestellt, das mich endlich, endlich „nach Hause" brachte. Der Taxifahrer brachte mich auf die Station, ich wurde an meine vertrauten Kabel angeschlossen und alles war gut.

Ein paar Tage später

Ich habe nach meinem MRT-Abenteuer sehr gut, trotz aller Kabel und dem ewigen Aufgepumpe der Blutdruckmanchette, geschlafen, von den Schwestern, Pflegern und Ärzten wurde meine Exkursion im anderen Krankenhaus nicht mehr erwähnt. Auch ich hatte es bis heute eigentlich verdrängt, doch jetzt, wenn ich diese Zeilen zu Papier bringe, kommt vieles wieder hoch. Mittlerweile denke ich an dieses Erlebnis mit einem Schmunzeln zurück.

Die Untersuchungen und Therapien gingen weiter. Mittlerweile war ich „entkabelt" und von der Stroke Unit auf ein normales Zimmer verlegt. Endlich, ein wenig mehr Freiheit. Nachts konnte ich mich drehen und wenden, wie ich wollte, na gut, so wie es ein Krankenbett eben zulässt. Aber kein Überwachungsmonitor über meinem Kopf, der auch noch öfter piepte, weil ich mich z. B. im Schlaf gedreht hatte oder mein Blutdruck nicht ganz in Ordnung war.
Jetzt hatte ich ein Stück Freiheit, wie ein ganz „normaler" Kranker. So fühlte ich mich auch im Moment, bis meine Logopädin das Zimmer betrat. Sie stellte sich vor und erklärte mir die Therapie so, dass auch ich es verstand, und wie und in welchem Umfang sie mit mir „arbeiten" würde. Das war

schon ein positiver Unterschied zur schon erwähnten Psychologin. „Mit mir arbeiten möchten Sie? Aber warum denn? Ich spreche doch schon wieder ganz normal und alle können mich verstehen." Es war so, meine Sprache war klar und verständlich, nur mit meinem Wortschatz, der zu dieser Zeit einem Kind vielleicht genügt hätte, mit dem haperte es nun doch.

Da ich mein Zimmer noch für mich alleine hatte, setzten wir uns zusammen an den Tisch. Auch sie fragte mich, was und wie es geschehen sei. O. k., was und wie konnte ich beantworten, also erzählte ich alles, was ich noch, oder schon wieder wusste. Mann, war ich stolz auf mich. Klar, die Ärzte diagnostizierten einen Schlaganfall, doch bei mir sah es doch super aus.

Die ersten Zweifel kamen mir, als sie mir Bildkarten mit verschiedenen Gegenständen, Obst und Gemüse vorlegte. Erinnern kann ich mich noch gut an das Bild einer Tomate und einer Aufnahme von Nudeln. Nun sollte ich diese Dinge benennen und ihr sagen, was ich sehe. Mein Gehirn war gefordert und … versagte.

Ich kam nicht auf den Begriff Tomate, und auch das Wort Nudeln wollte sich nicht formen, obwohl ich diese Dinge doch genau kannte. In diesem Moment begriff mein Gehirn immer mehr, was mit mir geschehen war. Ich konnte unter anderem die einfachsten Begriffe nicht mehr nennen, bisher war vieles wie in einem Film an mir vorbeigezogen, doch jetzt wurde mir knallhart aufgezeigt, wo meine Defizite zu der Zeit (noch) lagen. Ich fiel in ein Loch und ich begann zu weinen. Sollte etwa so oder ähnlich mein weiteres Leben aussehen?

Ich, der ich meinen Wortschatz, meinen Wortwitz, nicht nur für meinen Dienst bei der Bahn AG benötigte, konnte mich nicht mehr vernünftig ausdrücken. Wie soll ich noch Dienst tun? Stellen Sie sich, nur als Beispiel, erboste Pendler in einem Bahnhof vor, deren Zug ausgefallen ist. Wie soll ich diesen begegnen? Meine Frau sagte immer, ich könnte jeden an „die Wand reden". Diese Gabe, wenn es denn eine ist, war wohl für mich endgültig vorbei.

Die nette Logopädin hatte so etwas bestimmt schon des Öfteren erlebt, feinfühlig ließ sie mich weinen, bis ich wieder einigermaßen ihren Worten lauschen konnte. Doch was sollte es schon bringen, wie sollte ich meine Worte wiederfinden? Hat doch eh alles keinen Zweck mehr.
Sie lächelte und nahm das Bild mit der Tomate.
„Herr Baaken, was fällt Ihnen zu diesem Bild alles ein? Sagen Sie einfach alles, was Ihnen durch den Kopf geht, und Sie werden auch auf das Wort kommen."
Oh, sie hatte gut reden, doch ich wollte, nicht wie

bei der Psychologin, gerne mitarbeiten, außerdem war sie auch bedeutend netter als sie.

Was mir sofort bei diesem Bild einfiel, war mein Großvater. Ich wusste gleich, dass mein Opa diese Dinger immer sehr gerne gegessen hatte, in Scheiben geschnitten, mit Pfeffer und Salz bestreut, auf eine Scheibe Schwarzbrot mit Griebenschmalz gelegt, für meinen Großvater war es einfach ein Genuss. Da ich diesen Menschen bis zu seinem Tod, und auch noch heute, verehre, wollte ich diese Delikatesse natürlich auch probieren.

Das alles erzählte ich der Logopädin, und als ich zum Schluss meiner Erzählung kam, sagte ich, dass ich so den Geschmack von Tomaten kennengelernt habe. Moment!!

Habe ich gerade Tomaten gesagt? Hatte ich! Sie sagte, dass viele Wörter wiederkämen, wenn man etwas dazu erzählen könnte, besonders dann, wenn es für einen selbst sehr positiv, aber auch negativ in der Vergangenheit liegt. Es wäre alles in meinem Gehirn noch da, es müssten neue Synapsen gebildet werden, sodass man Bilder, Gegenstände und Ähnliches auch wieder mit ihrem Namen benennen kann.

Ähnlich ging es dann mit den Nudeln weiter. Ich wusste und sagte es ihr, dass man diese wohl gern beim „Italiener" bestellt und verzehrt. Ich mache es kurz, auch so kam ich auf den Begriff Nudeln.

Für heute war es genug, doch wir würden, solange ich im Krankenhaus war, jeden Tag weiterarbeiten. Das alles wollte ich sofort meiner Frau erzählen, doch meine Euphorie bekam ganz schnell wieder einen Dämpfer. Mein Handy konnte ich immer noch nicht richtig bedienen und die Zahlen darauf waren mir immer noch fremd. So lag ich in meinem Bett und gab mich meinem Selbstmitleid hin. Es geht nun gar nicht, dass ich eine relativ hilflose Person bin und das vielleicht sogar bleibe. Ich, der vielen Menschen mit Rat und Tat zur Seite steht, oder soll ich sagen, stand? Ich soll jetzt immer andere um Hilfe bitten? Geht gar nicht! In diesem Moment beschloss ich, bei allen Übungen nach bestem Wissen und Kräften mitzuarbeiten, ich wollte wieder reden und lesen können. Lesen konnte ich noch, doch nach einer Seite musste ich sofort zurückblättern, weil ich vergessen hatte, was dort geschrieben stand. Mein eBook-Reader lag wohl neben meinem Bett, aber im eBook lesen, unmöglich. Doch unmöglich gibt es nicht, lass dich nicht hängen, du schaffst das!

Stillstand ist Rückschritt. Am nächsten Tag ging die Arbeit mit der Logopädin weiter. „Heute wollen wir mit Zahlen und Ziffern üben." Das wurde nun schon bedeutend schwieriger für mich. Bei z. B. einer Additionsaufgabe kann man eigentlich nichts erzählen, im Endeffekt geht es nur um das Ergebnis. Der Test, das Arbeiten mit meiner Logopädin, wurde zum absoluten Fiasko, ich bekam nun überhaupt nichts auf die Reihe. Das Schlimmste daran war, mittlerweile war ich nicht mehr allein auf dem Zimmer. Dieser Mensch war aufgrund seines andauernden Schluckaufs eingeliefert. Ob er nun hier auf der Station der Neurologie richtig und gut aufgehoben war, wage ich auch heute noch zu bezweifeln. Mein Zimmergenosse bekam ja nun meine Übungen hautnah mit, und ich sehe heute noch sein Grinsen, während ich mich vergeblich an Aufgaben heranwagte, die ein Erstklässler wohl locker gelöst hätte. Nachdem meine Therapeutin sich für heute verabschiedet und die Tür geschlossen hatte, ging es auch schon los. „Was war das denn?", fragte mein Bettnachbar. „Kannst du nicht rechnen? Hättest mal in der Schule besser aufpassen sollen." Das Ganze untermalt mit diesem unsäglichen „hicks", wenn sein Schluckauf sich wieder meldete.

Dass ich unter den Nachwirkungen meines kürzlich erlittenen Schlaganfalls leiden würde, wurde von ihm auch mit einem etwas ungläubigen Lächeln abgetan. Hey, ich könnte doch laufen, sprechen und mein Mundwinkel hinge auch nicht auf halb acht, so wie man es doch von einem kennt, der einen Schlag abbekommen hat. Ich war wie vor den Kopf geschlagen, aber ich sollte es so oder ähnlich noch des Öfteren zu hören bekommen, und dies sogar von einer Ärztin, doch dazu komme ich noch später.

Jetzt, wo ich endlich in einem „normalen" Kran- kenzimmer lag, sagte sich natürlich auch Besuch an.
Besuch ist doch eigentlich schön, doch wenn man sich noch nicht so konzentrieren kann, wie man es gerne würde, kann Besuch von mehreren Men- schen für den Kranken ganz schön anstrengend sein.
Interessant ist es auch, die Menschen zu beobach- ten, wie sie das Zimmer betreten.
Alle, die zu Besuch kamen, wussten natürlich, was mit mir geschehen war, doch viele hatten natürlich keine Ahnung, in welch körperlicher und geistiger Verfassung ich momentan war.
Da waren diejenigen, die vorsichtig die Zimmertür aufmachten, man konnte ihre Erleichterung nicht nur spüren, sondern auch an ihrem Gesicht able- sen, Gott sei Dank, da liegt ja kein sabberndes

Wrack, sondern auf den ersten Blick ist es der, den wir kennen. An dieser Stelle möchte ich vorab sagen, ich war und bin froh über jeden Besuch, der ins Krankenhaus kam, für Anrufe und Grüße, ich bin auch heute noch dankbar. Doch es ist auch ganz schön anstrengend, immer wieder zu erzählen, was denn nun passiert sei. Manchen ungläubigen Blick sah ich, wenn ich unten in der Cafeteria angetroffen wurde, die ich schon allein besuchen durfte. Besonders interessant wurde es, wenn ich sieben bis acht Besucher gleichzeitig hatte und diese sich auch noch alle kennen. Ich wurde Zeuge eines Phänomens, man vergisst den Kranken, nicht absichtlich, aber man vergisst ihn. Man unterhält sich, manche sogar etwas zu laut, man redet über Krankheiten, was der eine oder andere hat, und ja, man redet auch über Schlaganfallpatienten, die es doch bedeutend schlimmer erwischt hätten, und ich sollte doch froh sein, dass es mir so gut ging. In solchen Momenten konnte es sehr gut sein, dass ich einschlief und keiner es bemerkt hat. Es geschah bestimmt nicht aus böser Absicht, sondern alle waren froh, mich einigermaßen fit und munter vorzufinden.

Es kamen auch manche, die mehr von Medizin verstehen als meine behandelnden Ärzte. Mit Worten wie, warum ich in diesem Krankenhaus läge, es hätte doch nicht den besten Ruf. Bei einer Fahrzeit von knapp fünf Minuten bis dort erübrigt sich wohl jede Antwort. Mir wurden neuartige Behandlungsmethoden aus den USA nahegebracht, die bei SA-Patienten „Wunder" wirken sollen, es war alles dabei. Auch in diesen Fällen, alle haben es nur gut gemeint, und ich persönlich war und bin mit dem Krankenhaus, in dem ich lag, sehr zufrieden.

Viele brachten mir etwas zu lesen mit, sie wussten, dass ich sehr gerne lese, ob Bücher oder z. B. den Stern, Focus oder ähnliche Magazine, doch keiner wusste, dass ich mich noch nicht darauf konzentrieren konnte. Ich konnte alles lesen, doch das Verständnis über das Geschriebene fehlt mir einfach noch.

Eine sehr gute Freundin hatte sich bei meiner Frau erkundigt, was sie mir mitbringen könnte. Sie bekam einen guten Ratschlag von meiner Frau und brachte mir Übungshefte für Lesen und Rechnen mit. Übungshefte für die Grundschule, doch für mich genau das Richtige. Mit diesen Unterlagen gingen meine Übungen auch ohne Logopädin weiter.

Wie ich schon am Anfang erwähnte, das, was meine Frau will, das bekommt sie auch. Sie wollte, dass ich wieder lesen und rechnen konnte, also, auf geht´s, Stillstand ist Rückschritt.

Nette Kollegen und Kolleginnen kamen zu Besuch und erkundigten sich, wie es mir ging, ich spürte, diese und alle anderen Besuche, im Krankenhaus oder später bei mir zu Hause, waren ehrlich und von Herzen gemeint. Nur offizielle Besucher von meiner Dienststelle kamen nicht. Auch wenn man nach 40 Jahren Dienst bei der Bahn schon einiges erlebt hat, daran merkt man, dass es heute nicht mehr die Bundesbahn von früher ist. Sehr schade, aber es ist leider so.

Dass ich geraucht, sehr viel geraucht habe, hatte ich schon erwähnt. Jetzt, während des Aufenthaltes im Krankenhaus, hatte ich überhaupt kein Interesse an einer Zigarette. Am Anfang hing ich an jeder Menge Kabel, auch später stand mir zuerst nicht der Sinn danach. Doch die Sucht, sie kam. Ich durfte mich „frei bewegen", durfte allein in den Park, natürlich in den Park, der zum Krankenhaus gehört, nur woher sollte ich eine Zigarette bekommen?
Die Ärzte hatten mir unmissverständlich zu verstehen gegeben, dass für mich ab sofort das Rauchen passé wäre. Leicht gesagt, wenn man wie ich fast 40 Jahre an der Zigarette hing. Natürlich waren da

die Gedanken, dass ich jetzt schon über eine Woche nicht mehr geraucht hatte, doch was ist eine Woche im Verhältnis zu 40 Jahren? Meine Gedanken, und ich selbst, umkreisten den Kiosk, doch dieser bot keine Tabakwaren an. Sollte ich bei den Rauchern in der Ecke vorne an der Tür eine schnorren?

Jedes Mal, wenn ich von meinem Zimmer, das sich in der 2. Etage befand, nach unten ging, um ein wenig Freiheit zu spüren, kam ich dort vorbei. Doch ich sah auch viele Raucher im Rollstuhl, oft mit amputierten Beinen, den Urinbeutel am Rolli befestigt, und sogar mit irgendwelchen Flaschen, die direkt mit den Venen im Arm verbunden waren.

– Auch jetzt, fast drei Jahre nach meinem Schlaganfall, bemerke ich mal wieder, dass mir ein Wort fehlt bzw. ich nicht sofort auf dieses Wort komme.

– Doch, jetzt hab ich das Wort, Infusion! Hat jetzt ungefähr 10 Minuten gedauert.

Wenn ich nun diese Menschen sah, verging mir schlagartig die Lust aufs Rauchen. Schlagartig? Ein komisches Wortspiel in meiner Situation. Im Krankenhaus verging nun Tag um Tag und ich wollte nun auch unbedingt nach Hause. Doch wie soll, wie wird es dort weitergehen?

Mit dem Zahlenverständnis war es immer noch nicht so, wie ich es gerne hätte, besser gesagt, dort hatte ich überhaupt keine Fortschritte erzielt. Bei der Ergo- und Physiotherapie sah es schon bedeutend besser aus. Mein Therapeut in dieser Sache war hochzufrieden mit mir. Laufen konnte ich ja schon relativ schnell wieder, auch wenn es zu Beginn noch etwas wackelig war, jedoch das hatte sich bedeutend gebessert, vielleicht auch durch meine täglichen Spaziergänge. Die Kraft im linken Arm und in der linken Hand, da war noch ein Unterschied zu früher. Dazu muss ich sagen, ich bin fast ein Linkshänder, schreiben erledige ich mit rechts, aber zu fast allem anderen benutze ich die linke Hand. Mir wurde gesagt, ich müsse Geduld aufbringen und täglich meine Übungen machen, dann wird es schon. Da war es wieder, Geduld aufbringen. Doch Geduld ist schwer, sehr schwer. Jeder, der einen Schlaganfall erlitten hat, mit welchen Einschränkungen man danach auch immer zu kämpfen hat, weiß, wovon ich spreche.

Die letzten Tage im Krankenhaus begannen und meine Frau und ich besprachen mit dem Chefarzt die weitere Vorgehensweise, die ich zu Hause durchführen sollte, sowie die von uns angedachte REHA-Maßnahme, oder besser: Anschlussheilbehandlung, nach dem Krankenhausaufenthalt. Befremdend für uns war allerdings, dass Professor K. eine REHA eigentlich nicht für notwendig hielt. Auf unser Drängen hin sicherte er uns aber zu, im Abschlussbericht eine solche zu befürworten. Im Nachhinein bin ich froh, dass wir uns nicht haben überreden lassen, sondern ich den geplanten Aufenthalt in der Klinik angetreten und beendet habe. Der Sozialdienst des Krankenhauses beriet uns kompetent, welche Klinik für mich geeignet wäre, und kümmerte sich um die Zusage meiner Krankenkasse.

Doch zuerst ging es nach Hause. Endlich!!

Doch wie sollte mein Leben jetzt weitergehen. Wie bisher war ja wohl nicht mehr möglich, wie sollte ich den Alltag, obwohl körperlich nicht sonderlich eingeschränkt, so dachte ich, bestehen können? Gedanken, die ich mir wohl machte, aber das wird sich schon zeigen, einfach weiterkämpfen!

Über meinen Job bei der DB AG musste ich mir keine Sorgen machen, als Beamter ist einem die Sorge, die Angst ins Krankengeld zu fallen oder gar arbeitslos zu werden, Gott sei Dank genommen. Eine große Sorge weniger, sodass ich mich ganz auf die Wiederherstellung meiner Gesundheit konzentrieren konnte.

Für alle, die es interessiert, gebe ich hier einige Passagen aus meinem Entlassungsbericht wieder. Als Einstieg ein „Foto" von meinem Kopf. Den „Einschlag" habe ich eingekreist.

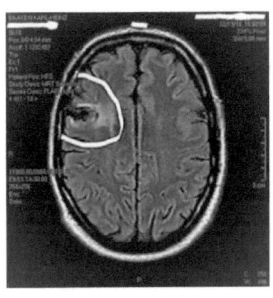

Diagnosen (nach ICD/DRG)

rechtshemisphärischer Mediainfarkt am 15.07.2014, a.e. arterio-arterielle Genese bei (I63.5)

Verschluss der A. carotis interna (ACI) bds. Proximal (I65.2)

Neigung zur Sinusbradykardie und AV Block I* (R00.1)

Chronischer Nikotinabusus (seit dem Insultereignis abstinent)

arterielle Hypertonie (I10.00)

Diagnosen (nach ICF)

<u>*Körperfunktionsstörung mit Einschränkung:*</u>
der mentalen Funktion

Stimm- und Sprechfunktion
der Funktion des kardiovaskulären Systems
neuromuskuläre und bewegungsbezogene Funktion

Einschränkung der rehabilitationsrelevanten Aktivitäten und Teilhabe:
Lernen und Wissensanwendung
allgemeine Aufgaben und Anforderungen des alltäglichen Lebens
Kommunikation, Mobilität, Selbstversorgung,
häusliches und berufliches Leben
interpersonelle Interaktion und Beziehungen
bedeutende Lebensbereiche
Gemeinschafts-, soziales und staatsbürgerliches Leben.

Die Medikation bei Entlassung des Patienten:

	Dosis	Bemerkung
Simvastatin 20 mg Tabl.	0-0-1-0	
Ramipril 5 mg Tabl.	1-0-0-0	
Marcumar	nach INR	Ziel INR 2–3

Vorschläge für die weitere Behandlung:
Eine ambulante Fortsetzung von Krankengymnas-

tik auf neurophysiologischer Basis sowie von neu-
ropsychologischer Therapie ist anzuraten. Ambu-
lant neurologische Weiterbetreuung empfehlens-
wert mit neurosonografischen Verlaufskontrollen
der hirnversorgenden Arterien in ca.
4–6-monatigen Intervallen. Regelmäßige Kontrol-
len der vaskulären Risikofaktoren und ggf. Anpas-
sung der entsprechenden Pharmakotherapie.

Da war ich nun wieder zu Hause, in unserem Haus,
aus dem ich vor zwei Wochen mit meinem Schlaganfall von meiner Frau ins Krankenhaus gebracht
wurde. Eine vertraute Umgebung, und doch irgendwie fremd. Was sollte ich nun tun? Wie geht
es weiter mit mir? Körperlich fühlte ich mich eigentlich fit, doch da wurde ich bald eines Besseren
belehrt. Auf die angesprochene REHA warten? Das
dauert noch drei Wochen! Also bedeutet es üben,
üben, üben, besonders das Rechnen.

Doch zuerst wollte ich meine Fitness testen. Da
meine Frau wieder zur Arbeit musste, war ich den
ganzen Tag allein zu Hause. Also hab ich mich aufs
Fahrrad gesetzt und bin eine kleine Runde gefahren. Schlechte Idee, ganz schlechte Idee. Das Wetter lud wohl zu einer kleinen Spritztour ein, doch
ich hatte mich brutal überschätzt. Nach einigen
100 Metern merkte ich ein Schwindelgefühl und

ich konnte auch nicht mehr klar sehen. Mein Gesichtsfeld war sehr eingeschränkt und auch Farben konnte ich nicht mehr klar erkennen. Trotz des schönen Sommerwetters, für mich war in diesem Moment alles grau in grau. Heute weiß ich, bei schönem Sonnenschein immer mit Sonnenbrille aus dem Haus. Abgestiegen von der „Fiets", so heißt bei uns am Niederrhein ein Fahrrad, erst mal ruhig durchatmen und verschnaufen. Da stand ich nun, und ja, in diesem Moment war ich wieder einmal eine hilflose Person.

Mein Ego, ja auch meine Arroganz und mein Dickkopf setzten sich mal wieder durch, ich wollte es alleine schaffen, wieder nach Hause zu kommen. Mir war klar, ich bin noch in unserer Nachbarschaft, ich hätte an jedem Haus schellen können und mir wäre auf dem Weg nach Hause geholfen worden. Doch ich wollte buchstäblich mit dem Kopf durch die Wand und es alleine schaffen. Da stand ich nun und hielt das Fahrrad am Lenker fest, oder war es das Fahrrad, das mich hielt? Vorsichtig, mit zusammengekniffenen Augen, mitten über die Straße zu unserem Haus. Gut, dass die Straße, an der wir wohnen, verkehrsberuhigt ausgebaut wurde. Die paar Hundert Meter schaffst du doch, und ja, ich gestehe, mit zwei Pausen von ca. 5 –10 Minuten habe ich es auch geschafft.

Die Haustür auf und ab in die Kühle des Hauses. Ich erlaubte mir, in der Küche auf die kalten Fliesen zu sinken und mal wieder eine Runde zu weinen. Was war von mir denn noch übrig geblieben? Wo war der große, starke Kalle, der so vieles geschafft hat? Im Moment fühlte ich mich total wertlos, zu nichts mehr zu gebrauchen. War das die Einschränkung der mentalen Funktion, von der der Entlassungsbericht sprach? O. k., ich konnte vorher sehr gut damit umgehen, dass man nicht mehr so fit ist wie mit 25 oder 30 Jahren, doch das war mit der Zeit gekommen. Aber jetzt? Von 100 auf 0, und das ganz plötzlich. Nicht mein Ding, ganz und gar nicht!

Da lag ich nun wie ein Häufchen Elend auf den Fliesen, auf den Fliesen in der Küche, in der mich meine Frau vor zwei Wochen gefunden hatte, körperlich ein Wrack, und auch meine Seele hatte gelitten. Geht überhaupt noch klares Denken?

Der erste klare Gedanke nach meiner Heulattacke war: „Möchtest du so noch einmal gefunden werden? Deiner Frau noch mal so einen Schrecken einjagen, obwohl ja eigentlich ‚gar nichts' passiert ist?" Nein, auf keinen Fall!! Ich stand auf, und das Erste, was mir sofort auffiel, ich konnte es alleine, ganz alleine, ohne Hilfe. Vielleicht hatte ich diese persönliche Niederlage gebraucht. Sie zeigte mir ganz klar auf, was noch nicht ging, wo man aber, zumindest körperlich, wieder hinkommen kann. Kleine Schritte, bei denen man Fortschritte sieht, und nicht gleich das volle Programm. Genau so werde ich es versuchen, und ich kann sagen, ich habe damit Erfolg gehabt.

Auch mit meiner Sprache und mit dem Rechnen wollte ich es so machen, denn da hatte ich wie gesagt noch arge Defizite. Doch an diesem Problem wollte ich genauso arbeiten wie an meiner körperlichen Fitness. Wieder ein Fehler, ich wollte alles viel zu schnell, und das eher heute als morgen. Ich nahm mir die bereitgestellten Unterlagen für die 1–3 Klasse vor, besonders die Mathematikaufgaben. Warum 1. Klasse? Ich fang gleich mit der 3. Klasse an. Was möchte der geschätzte Leser nun hören, bzw. lesen? Auch das endete in einem fürchterlichen Fiasko. Ich habe die Aufgaben gelesen, doch mein Kopf spielte dieses Spiel nun überhaupt nicht mit. Wieder ein Rückschlag, wieder dieses Gefühl, nichts mehr wert zu sein. Natürlich bemerkte meine Frau, dass ich immer ungeduldiger, immer unleidlicher wurde. Wo war mein Enthusiasmus aus dem Krankenhaus, wenn irgendwas in meinem Kopf wieder funktionierte. Ich war im Moment mit „meinem Latein" am Ende.

Gabi, meine Frau, stellte einen täglichen Lehrplan
für mich auf. Rechnen, 1. Schuljahr, diese Aufgaben sollte ich, bis sie von der Arbeit kam, lösen.
Nicht mehr, aber auch nicht weniger. Gleich der
erste Tag zeigte mir wieder meine Hilflosigkeit auf.
Ich rechnete und rechnete, obwohl ich noch gar
nicht wusste, wie es funktionieren sollte. Das Heft
vor mir, einen Bleistift, da kann man zumindest
radieren, doch was sollte ich schon radieren, wenn
man nur überlegt und nichts aufschreibt? Das Einzige, was ich bekam, waren fürchterliche Kopfschmerzen von der ganzen Grübelei beim Rechnen.
Doch Rechnen war zu viel gesagt, eigentlich starrte
ich nur aufs Papier und hoffte, die Lösungen würden mir schon einfallen. Dabei wollte ich doch
abends ganz stolz meine Arbeit mit Ergebnissen
zeigen, doch das Endergebnis war für mich gleich
null.
Gabi kam von der Arbeit und wollte sehen, was ich
alles geschafft hatte. Nichts, rein gar nichts hatte
ich geschafft, und das sagte ich ihr auch, und das
mit Tränen der Hilflosigkeit in den Augen Sie sah
meine Unterlagen, die ganzen Hefte, quer über
den Tisch verstreut, und sagte: „Na siehst du, der
Anfang ist gemacht, du hast es zumindest versucht."
Für den nächsten Tag bekam ich einen guten Rat

von ihr, ich sollte beim Addieren bzw. Subtrahieren meine Finger zu Hilfe nehmen. Da wohl alle Aufgaben nur bis zehn gingen, ein guter Rat. Meine Hände, meine Finger konnte ich ja ohne Probleme wieder sehr gut bewegen, und heute Abend würde ich ihr die ersten richtigen Lösungen vorlegen können. Meine eigene Idee war, ich würde mir auf jeden Finger eine Zahl schreiben, von 1 bis 5, und das auf jeder Hand, ein selbst ausgedachter „Abakus" für Schlaganfallpatienten, sollte ich mir eigentlich patentieren lassen. Gleich die erste Aufgabe war 5 + 3. Also legte ich meine linke Hand auf den Tisch, da war die fünf, für mich klar ersichtlich durch die Zahlen. Jetzt die drei, also die rechte Hand genommen und die Finger mit den Zahlen 1 bis 3 hingelegt. Da waren sie, drei Finger mit den Zahlen 1 bis 3. So, jetzt aber. Beide Hände nebeneinandergelegt, ich sah links 1 bis 5, also 5 Finger, und rechts 1 bis 3, 3 Finger, jetzt mit den Augen diese Finger zusammengezählt, ich hatte es geschafft, ich wusste das Ergebnis von 5 + 3, es war 8. Mir kamen wieder einmal die Tränen, aber dieses Mal nicht nur aufgrund der Anstrengung, es waren auch Tränen der Freude dabei. Mir wurde bewusst, „dieser Weg wird kein leichter sein, dieser Weg ist steinig und schwer". Oh nein, Xavier Naidoo, ich mag ihn und seine Musik nicht, aber mit dieser Zeile hat er recht. Ich wusste, ich geh diesen Weg bis zum Ende, und ich werde mein Ziel erreichen!

Mein erster Schritt, auf den ich so stolz war, nun es war eben nur ein erster Schritt. Alles, was nicht über die Zehn als Ergebnis hinausging, konnte ich mit meiner Methode ja nun rechnen, jedoch was, wenn es über die Zehn ging? Ratlos besah ich mir meine Finger mit den Zahlen, war wohl gut, doch wie hatte ich es denn damals in der Grundschule gelernt? Meine Grundschulzeit ist wohl doch schon etliche Jahre her, doch wie viele andere auch, erinnere ich mich gut daran. Mit den Fingern zu- und abzählen, o. k., aber Zahlen haben da nie draufgestanden. Und auf mich warteten noch viele Unterlagen, auch mit drei- und vierstelligen Zahlen. Für den Moment war die Freude wieder in weite Ferne gerückt und eine Mutlosigkeit erfasste mich. Wieder wurde mir klar, alles auf einmal geht nicht, ein Schritt nach dem nächsten, und wenn du buchstäblich mit den Übungen auch mal auf „die Schnauze fällst", aufstehen, Dreck abklopfen und weitermachen.

Manche werden sich jetzt vielleicht verwundert sagen, dass es sich so leicht anhört, üben, trainieren, und wenn man einmal hinfällt, aufstehen, Dreck abklopfen und weitermachen. Dazu möchte ich sagen, es ist alles andere als einfach. Es ist mit viel Mühe, Schweiß und Tränen verbunden, und es ist eine Menge Dreck abzuklopfen, aber es lohnt sich! Jeder noch so kleine Fortschritt entschädigt für so manches und gibt wieder neuen Mut weiterzumachen.

Also übte ich jeden Tag weiter und wollte so schnell wie möglich die Aufgaben der 2. Klasse lösen und vor allen Dingen auch verstehen. Es mag jetzt merkwürdig klingen, aber ich meinte zu spüren, dass sich die Synapsen in meinem Gehirn einen neuen Weg suchten, zusammenfanden und sich verbanden. Ich versuchte, bevor meine REHA begann, auch wieder zu lesen, nicht nur zu lesen, sondern auch das Gelesene zu verstehen und zu behalten. Es ging wohl alles etwas schleppend, aber es funktionierte. Auch meine körperliche Fitness machte durch tägliche Spaziergänge, jeden Tag etwas weiter, und den kleinen Touren mit dem Fahrrad, natürlich ganz langsam, immer mehr Fortschritte. So be- und gestärkt, freute ich mich auf den REHA-Aufenthalt in E.

Meine REHA

Heute war es so weit, von der Krankenkasse hatte ich die Zusage für einen Krankentransport, der mich zur Klinik brachte, und auch, wenn die Maßnahmen beendet waren, dort wieder abholte. Die Tasche war schon am Vorabend gepackt, in der Nacht war an Schlaf eigentlich nicht zu denken, jedoch bestieg ich in freudiger Erwartung um 7.30 Uhr das Taxi, das mich zur REHA-Klinik fuhr.

Ein sehr netter Taxifahrer holte mich ab und der Smalltalk mit ihm ging auch schon bedeutend besser als mit den Rettungssanitätern auf dem Weg zum MRT. Der freundliche Fahrer fragte mich nun auch, warum ich denn in die REHA müsste, ich sähe doch sehr gesund aus. Diese Frage war sehr freundlich und in meinen Augen auch nicht neugierig gemeint, Smalltalk eben. Dass ich vor ca. vier Wochen einen Schlaganfall erlitten hatte, wollte er kaum glauben. Da hätte er aber schon andere Patienten gefahren, Patienten, die es schlimmer als mich erwischt und ich ja wohl großes Glück gehabt hätte. Da war es wieder, ich sollte großes Glück gehabt haben? Mittlerweile, auch wenn es natürlich gut gemeint war, konnte ich es kaum noch hören. Mich beschlich so langsam das Gefühl, ich müsste mich entschuldigen dafür, dass es mir doch

„so gut" ging. Andere Patienten waren mir im Moment, mit Verlaub, sch...egal, ich hatte genug mit mir selbst zu kämpfen. Andere, die auch einen Schlaganfall erlitten hatten, habe ich noch gar nicht richtig wahrgenommen. Das sollte sich in der REHA gewaltig ändern, dort erfuhr ich tagtäglich, wie gut es mir tatsächlich ging, und ich wurde offener und auch demütiger dem Leiden anderer gegenüber.

Endlich, angekommen. Auf den ersten Blick ein Riesenbau, am Eingang sah ich viele Insassen, Bewohner, Patienten, oder wie immer man sie nennt. Krankenwagen fuhren vor und luden Menschen auf Tragen oder in Rollstühlen aus. Hatten die etwa auch alle einen Schlaganfall durchgemacht? Später erfuhr ich, dass hier Orthopädie-, Kardiologie- und Neurologiepatienten ihre REHA absolvierten.

Am Empfang meldete ich mich an, freundlich wurde ich nach meinen mitgeführten Papieren und Unterlagen gefragt, und mir wurde gesagt, dass ich auf die Station 6.4 aufgenommen würde. Die Nr. 6 steht dort für die Neurologie, und die 4 dahinter für die Etage. Ich sollte mich bitte im Wartebereich aufhalten, dort würde ich abgeholt und zur Station begleitet.

Nach kurzer Zeit sprach mich ein netter Mitarbeiter der Klinik mit meinem Namen an und sagte, dass ich ihm bitte folgen sollte, er würde mir zeigen, wo mein Zimmer bzw. wo meine Station zu finden sei. Meine ersten Gedanken bisher, „hier bist du wohl gut aufgehoben". Ja, ich hatte einen ersten, positiven Eindruck der Klinik.

Angekommen in der 6.4 fand ich mich in einer Wartezone wieder, in der noch ein anderer Patient genau wie ich wartete. Dieser Patient wurde später im Laufe der Maßnahmen und Therapien ein guter Freund, wir funkten auf einer Wellenlänge. Ronny, solltest du diese Zeilen jemals lesen, du bist gemeint!

Eine Stationsschwester begrüßte mich, führte mich auf mein Zimmer und meinte, ein Arzt würde zeitnah kommen und die Aufnahmeuntersuchungen durchführen. Da war nun mein Zimmer, wie ich dachte, für die nächsten drei Wochen. Ich erhielt einen Schlüssel und saß erst einmal ziemlich verloren und mit vielen Fragen auf meinem Bett. Hier muss ich sagen, das Zimmer war alles andere als schön. Um dem Ganzen etwas Gutes abzugewinnen kann man sagen, es war zweckmäßig. Es hatte für mich, und wie ich später erfuhr für viele andere auch, den Charme eines Krankenzimmers der 80er-Jahre. Ein Bett, ein Tisch mit Stuhl und ein Fernseher, der (noch) nicht funktionierte. Zumindest war das Bad mit Dusche im Zimmer integriert, und es war ein Bad für mich alleine. Auf der Stroke Unit war es ein Bad für zwei Zimmer, also auch mit zwei Türen, da kommt es nicht so gut, wenn man selbst oder ein anderer Patient nach der Benutzung vergisst, die Türen wieder aufzuschließen.

Na, hier war es anders.

Ich wartete nun auf den Arzt. Nach relativ kurzer Zeit klopfte es und wer kommt zur Tür herein? Nein, kein Arzt. Es war ein Mitarbeiter der Hausverwaltung, der den Fernseher für mich in Funktion nehmen würde. Ein paar Kabel, hier und da, und mein TV war freigeschaltet. Ich bedankte mich freundlich, wunderte mich dann aber doch, dass der Monteur 50 Euro, natürlich gegen Quittung, von mir haben wollte. Mir wurde erklärt, 50 Euro für den Zeitraum von drei Wochen, jede weitere Woche Verlängerung würde mit 10 Euro zu Buche schlagen. Nun, ein wenig Abwechslung wollte ich abends schon haben, also sagte ich zu, allerdings würde ich den Betrag dann am Ende meiner REHA bezahlen. Mein Vorschlag wurde von ihm abgelehnt, schließlich hätte ich ja jetzt eine Quittung und ich müsste sofort bezahlen, wenn nicht, „würde er das Ding wieder abklemmen", so seine Worte. Da ich mich mit meinem noch eingeschränkten Wortschatz nicht auf irgendwelche Diskussionen einlassen wollte, bezahlte ich missmutig den geforderten Betrag. Erster Minuspunkt für diese Klinik, ich hoffte die Ärzte, Pfleger und Schwestern würden besser sein.

Mein halsabschneidender Monteur verschwand mit meinem Geld, der Fernseher lief und ich hatte meine Quittung über den von mir gezahlten Betrag. Da saß ich nun wieder allein in meinem Zimmer, doch kurz darauf kam eine Ärztin, die mich noch einmal begrüßte und in meinen Papieren blätterte. Und natürlich auch bei ihr musste ich trotzdem wieder alle Fragen beantworten, was denn mit mir geschehen wäre. Eigentlich hatte ich diese Fragen bis zum Überdruss satt, warum hatte ich denn alle Unterlagen überhaupt mitgebracht, da stand doch wohl alles drin. Also noch einmal von vorne. Nein, nicht für euch geschätzte Leser, Ihr habt es jetzt wohl schon oft genug gehört, aber die Ärztin wollte es haarklein von mir wissen. Auf die Frage nach meiner Medikation fiel mir auf Anhieb nur das blutverdünnende Marcumar und das blutdrucksenkende Ramipril ein, was ich ihr auch ganz stolz berichtete.
„Was, Sie nehmen keine Statine?" – „Was bitte sind Statine?", erwiderte ich doch etwas erschrocken. Sollten die Ärzte im Krankenhaus etwas vergessen haben? Waren diese Dinger denn so wichtig? Mir hatte man doch gesagt, das Marcumar sei mein wichtigstes Medikament. Nach hektischem Blättern in meinen Unterlagen, fiel ihr auf, dass da

wohl doch noch ein Medikament wäre, das ich einnehme, Simvastatin 20 mg. Auf meine Frage, was diese Pillen denn bewirken bzw. wofür sie gut sein sollen, bekam ich die Antwort: „Um Ihren Cholesterinspiegel im Gleichgewicht und das Blut in Ihren Arterien schön flüssig zu halten." Sofort wurde diese Medikation von ihr auf 40 mg und auf das Medikament Atovastatin geändert. „Herr Baaken, das hätten Sie doch wissen müssen, ist da noch mehr?" Da war es wieder, einerseits bin ich doch in einer REHA-Klinik nach durchgemachtem Schlaganfall, andererseits soll ich alle Medikamente und wozu sie gut sind kennen. Verstehe einer die Ärzte! Doch nun packte ich die Gelegenheit beim Schopf und fragte nach dem Marcumar. Jeder, der es nimmt, weiß, wovon ich spreche. Immer wieder Blutabnahme, um den Quickwert zu bestimmen, danach erfolgt die Medikation. Morgens eine halbe, mittags keine und abends eine Vierteltablette, und nach der nächsten Blutabnahme sieht es schon wieder ganz anders aus. Damit man es auch nicht vergisst, wird es dann auch immer im Marcumar-Pass des Patienten eingetragen.

„Rauchen Sie?" – Eine Frage, die ich ganz stolz verneinte. Obwohl, wenn ich da ehrlich gewesen wäre, am liebsten hätte ich jetzt wieder geraucht, so langsam gingen mir diese wiederholten Fragen auf die Nerven. Doch natürlich hatte sie vollkommen recht, als sie mir die Gefahren des Rauchens, besonders für Menschen, die einen Schlaganfall erlitten hatten, noch einmal eindringlich ins Gewissen redete. Apropos, die gleiche Ärztin sah ich während meines Aufenthaltes in der Klinik oft genüsslich an einer Zigarette ziehen.

Das war sie nun, meine Untersuchung zur Aufnahme. Oder sollte ich noch erwähnen, dass ich natürlich auch wieder meine Hände nach vorne ausstrecken, die Stirne runzeln und die Zunge rausstrecken musste? Ich erspare es Ihnen hier und für die weiteren Zeilen. Denn diese Übungen oder ähnliche habe ich bis heute unzählige Male wiederholen müssen.

Auf geht´s, wieder auf die Station, ich wurde gewogen, 100 kg bei 192 cm Körperlänge, ich war zufrieden und eine Blutentnahme fand statt, Sie wissen wofür? Marcumar! Mir wurde das Blutdruckmessgerät gezeigt und erklärt. „Bitte 3 x täglich, und die Werte immer eintragen, damit die Ärzte bei der wöchentlichen Visite einen Überblick haben", danach sollte ich erst einmal zum Mittagessen gehen, mich im Speisesaal anmelden, dort würde mir das Prozedere der Auswahl, was man haben möchte, erklärt, danach wieder auf die Station, wo dann wohl mein Behandlungsplan vorliegen würde.

Im Speisesaal wurde mir eine Chipkarte ausgehändigt und ein Automat gezeigt und erklärt. Mit dieser Karte konnte man das Mittagessen aus drei verschiedenen Gerichten wählen, dieses aber mindestens zwei Tage vorher. Wenn man wie ich erst heute angekommen war, gäbe es grundsätzlich immer das Menü Nr. 1. Nur am Rande, schlecht für mich, heute gab es Hühnerfrikassee, ich hasse Hühnerfrikassee. Ich wurde zu meinem Tisch und Platz gebracht, zwei nette ältere Damen sollten für die nächsten zwei Wochen meine Tischnachbarinnen sein. Moment? Für zwei Wochen? Ich hatte doch eine dreiwöchige REHA bewilligt bekommen. Auch dazu komme ich später zurück.

Nach dem Mittagessen, ich hatte nun doch nur das Süppchen und den Nachtisch zu mir genommen, der Hauptgang vom Huhn ging nun gar nicht, kam ich wieder auf meine Station zurück, wo mein Behandlungsplan schon bereitlag.

Doch möchte ich Ihnen vorher das „arme Huhn" vorstellen. Es schmeckt leider so, wie es aussieht.

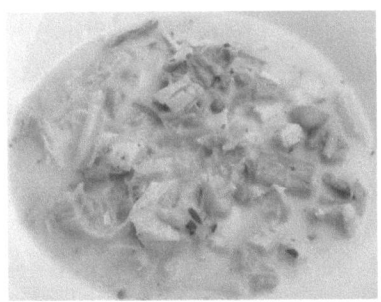

Mit meiner Mitarbeit sollten in der Rehabilitation folgende Therapieziele erreicht werden:

- neuropsychologische Diagnostik und Therapie zur Besserung der kognitiven Leistungsfähigkeit,
- Normalisierung der Handfunktion links,
- allgemeine Roborierung,
- Sprachtherapie, um meinen Wortschatz wiederherzustellen,
- Ergotherapie.

Hört sich jetzt nicht unbedingt viel an und ein leiser Verdacht beschlich mich, dass diese REHA wohl doch für mich persönlich nichts bringen würde, weit gefehlt. Ich kann vorab schon sagen, gut, dass ich dort war, es war für mich und die Verbesserung meiner durch den Schlaganfall erlittenen Defizite absolut positiv.
Nun wurde es schon wieder Zeit fürs Abendbrot und der erste Tag war geschafft. Auf dem neuerli-

chen Weg in den Speisesaal traf ich im Fahrstuhl auf Ronny, der ja auch am heutigen Tag angekommen war. Ronny war wie ich ein SA-Patient, nur hatte es ihn schlimmer erwischt, er erzählte mir, dass er kurze Zeit klinisch tot gewesen wäre und der Notarzt in hätte reanimieren müssen. Ein wenig wunderte ich mich, dass er einem ihm eigentlich fremden Menschen so etwas gleich am ersten Tag erzählte, doch wie gesagt, die Chemie stimmte zwischen uns. Doch auch viele andere Patienten, ob Orthopädie oder Kardiologie, gingen offen mit ihren Krankheiten um, schließlich saßen wir irgendwie doch alle in einem Boot.

Am nächsten Tag begann meine REHA dann offiziell. Vor dem Frühstück schon die erste Blutentnahme zur Bestimmung des Quickwertes. Dieses Marcumar, wie heißt es so schön in der TV-Werbung? Gibt's da nichts von Ratiopharm? Also Arm hinhalten, kurzer Pieks und ab mit mir zum Frühstück. Für Frühstück und Abendbrot brauchte man seine Chipkarte nur vorzeigen, bei diesen Mahlzeiten war Selbstbedienung angesagt. Fazit von gestern Abend und heute Morgen, das Essen hier ist gut und reichlich, Pluspunkt für die Klinik. Als Erstes stand für heute Krankengymnastik bei mir auf der Liste. Also, Liste in meinen Beutel, den ich zu Beginn am Empfang bekommen hatte, und los ging die Suche nach dem Raum, wo die Gymnastik stattfinden sollte. Gar nicht so einfach für einen Neuling, wie ich es momentan noch war, in diesem Gebäude den richtigen Raum zu finden. Doch knappe fünf Minuten bevor die Stunde begann, hab ich den Raum gefunden. Ein wenig verwundert war ich schon, da fast alle Patienten, die wie ich auf die Übungsleitung warteten, im Rollstuhl saßen. Die Tür ging auf, zwei, drei andere betraten wie ich zu Fuß den Raum, obwohl auch bei diesen große Einschränkungen und Unsicherheiten in der Bewegung zu sehen waren, der große Teil der Teilnehmer rollte oder wurde im Rollstuhl in den Raum hineingeschoben. „Bin ich hier auch richtig?" Dieser Gedanke setzte sich schlagartig in meinem Kopf fest. Die anderen hier, was ja nun sehr ersichtlich war, hatte es wohl bedeutend schlimmer erwischt als mich. Die Übungsleiterin kam auch gleich zu mir, begrüßte mich und schaute auf meinen Zettel, ob ich hier bei ihr auch am richtigen Platz sei. Ich war es, und eigentlich auch nicht. Die Verwaltung hatte mich zur Gymnastik für Schlaganfallpatienten geschickt, die in ihren Bewegungen sehr stark eingeschränkt waren. Viele konnten einen oder gar beide Arme nicht, oder nur mit großer Willenskraft, höchstens bis zur Brust bewegen. Die Trainerin sagte zu mir, dass es verschiedene Übungsstunden gäbe, ich wäre jetzt wohl in der Stunde für die schwersten Fälle gelandet, aber wo ich schon einmal da wäre, sollte ich einfach mal mitmachen. Derjenige, der neben mir saß, war wohl auch zum ersten Mal da. Er beugte sich zu mir herüber und sagte, dass er Flugingenieur bei der Lufthansa sei und nur wieder in seinen Beruf zurück möchte. Seine Sprache war sehr undeutlich, irgendwie verwaschen, seine linke Hand, verkrümmt, ähnlich einer Vogelkralle, lag kraftlos auf seiner Brust, festgehalten von der rechten Hand. Jetzt, wo er mich gesehen hätte, sei er wieder voller Hoffnung, dass er mit seinen 32 Jahren bald wieder gesund sei und in seinem Beruf als Flugingenieur arbeiten könne. Ich wäre das beste Beispiel für ihn, dort wo ich mich, zumindest körperlich, befinde, da wolle er auch hin.

In diesem Moment musste ich schlucken, mir fehlten die Worte. Sollte ich etwa sagen: „Alles wird gut?" Ja, ich konnte spüren, genau das möchte er hören, doch diesen Satz brachte ich nicht über meine Lippen, sondern nickte ihm, mit Tränen in den Augen, nur aufmunternd zu. Die Übungen mit Ball und Reifen begannen und ich hatte das Gefühl, alle schauen auf mich. Ja, in diesem Moment habe ich mich geschämt für das, was ich schon alles wieder konnte. Die Anweisungen der Trainerin hörte ich wohl, aber diese „einfachen" Übungen, sie waren für mich wirklich einfach, wollte ich vor den Augen der anderen nicht einfach so leicht mitmachen. Ich tat so, als wenn auch ich große Schwierigkeiten hätte sie durchzuführen. Ich wollte und konnte doch nicht Hoffnungen wecken, da ich selbst nicht wusste, wie lange es dauert oder ob überhaupt eine Besserung bei anderen Patienten eintritt. Die Stunde ging vorbei, und ja, ich war sehr froh darüber. Die Übungsleiterin, die wohl gesehen hatte, welche Gefühle es in mir ausgelöst hatte, nahm mich beiseite und deutete an, dass ich in dieser Gruppe nicht mehr mitarbeiten müsse. Bis zur nächsten Übungsstunde, Ergotherapie, hatte ich nun eine gute halbe Stunde Zeit, ich wollte nur noch an die frische Luft und versuchen, meine Gedanken ein wenig zu ordnen.

Raus, nur raus, nach draußen. Auf dem Weg dorthin bemerkte ich sehr viele Menschen im Rollstuhl, auch mit amputierten Gliedmaßen. Mein erster Gedanke: Ich bin gesund, ich möchte nach Hause! Hier sind so viele kranke Menschen, die eine REHA wirklich nötig haben, mich aber nur depressiv machen. Der nächste Gedanke: „Jetzt eine rauchen, einfach mal runterkommen." Da war es wieder, das Verlangen nach einer Zigarette. Gleich vorne am Haupteingang befand sich ein Raucherpavillon, dort hab ich mich einfach dazugesetzt. Die Patienten, die dort auf den Bänken saßen, kannten sich wohl alle, es war eine echt lustige Truppe, und prompt bekam ich auch eine Zigarette angeboten.

Fast, ja fast hätte ich sie angenommen, doch die Angst vor einem erneuten Schlaganfall kam wieder hoch. Ganz stolz lehnte ich ab und erklärte den Rauchern, dass ich aufgehört habe, ich auch jetzt sofort zur Ergotherapie müsste.

Ab zur Ergotherapie, nach dem Desaster der letzten Stunde konnte es eigentlich nur besser werden, und vorab, es wurde besser. Eine kleine Gruppe von sieben Leuten erwartete mich. Nicht nur Schlaganfallpatienten, sondern auch einige, die ein Hirnaneurysma erlitten hatten. Ein klein wenig erschrocken war ich über das Durchschnittsalter, zwei Mädels waren knapp über 20 Jahre jung.

Für mich war heute der „heiße Draht" vorgesehen. Ich sollte mit der linken Hand eine Öse, die an einem Stab befestigt war, über eine wellenförmige Konstruktion lenken. Sieht leicht aus, dachte ich mir, doch nach wenigen Minuten bemerkte ich schon die Schwäche in meiner linken Hand. Immer wieder wollte ich den Stab in die rechte Hand nehmen, denn die Kraft in der geforderten Hand war nicht so, wie ich dachte, und immer wieder berührte die Öse die Konstruktion. Die anwesende Ergotherapeutin beobachtete mich und spornte mich immer wieder an. Endlich war ich am Ende angekommen. Und das ohne Berührung, ich war stolz auf mich und sogar ein Lob der Ergotherapeutin gab es obendrauf.

Nach dieser Stunde hatte ich erst einmal Freizeit und danach ging es zum Mittagessen. Meine zwei älteren Tischnachbarinnen begrüßten mich ganz herzlich und fragten mich mit einem verschmitzten Lächeln, was ich denn heute zu essen bekommen würde? Mit meiner Chipkarte hatte ich ja erst ab morgen die Möglichkeit, zwischen drei Menüs auszuwählen. Nun, Hühnerfrikassee gab es gestern, heute gab es, „Hühnchen White Lady". Und ich muss sagen, genauso schlimm für mich, es war wie das Frikassee, nur in fester Form, und auf ein Foto verzichte ich diesmal. Ich freute mich auf die nächsten Tage, für die hatte ich schon mein Essen ausgewählt.

Nun aber wieder auf meinen Behandlungsplan für heute geschaut, was liegt denn noch an? Besuch beim psychologischen Dienst. Gleich läuteten bei mir, aufgrund der Erfahrungen im Krankenhaus, sämtliche Alarmglocken, nicht schon wieder so eine Frau wie vor Wochen.

In der Abteilung angekommen, eilte ein jüngerer Mann von etwa 30 Jahren auf mich zu, stellte sich als Leiter des psychologischen Dienstes vor und bat mich in sein Sprechzimmer. Er bot mir einen Kaffee an und meinte nach Durchsicht meiner Unterlagen, die vor ihm ausgebreitet lagen, ich sollte doch einmal zum Einstieg von meinen Ängsten und

Sorgen erzählen. Ängste und Sorgen? Mit diesen Themen hatte ich mich überhaupt noch nicht beschäftigt, die einzige Sorge, die ich – wenn überhaupt – hatte, war die, dass es nicht schnell genug ging, bis ich wieder ganz gesund wäre. Nachdem ich ihm dies auch so vermittelt hatte, konnte ich ihm ansehen, dass ihm diese Antwort nicht reichen würde. „Herr Baaken, Sie hatten einen Schlaganfall, da hat doch jeder Angst." Doch meine Angst kam später, viel später … Ich sprach von meinen Schwierigkeiten mit dem Rechnen und von meinen Wortfindungs- und Konzentrationsstörungen, und dass ich meine linke Hand nicht so einsetzen könne, wie ich es gerne hätte. Er wollte nun aber wieder zu meiner Angst zurückkommen, auf mein klares: „Nein, momentan habe ich keine Angst", wurde unser Gespräch sehr schnell beendet. Ich wäre natürlich frei in meinen Entscheidungen, ihm etwas zu erzählen oder auch nicht. Selbstverständlich könne ich mich jederzeit wieder an seine Abteilung, den psychologischen Dienst, wenden, wenn ich Gesprächsbedarf hätte. Für meine Defizite im Rechnen, mit Worten und meine Konzentrationsschwierigkeiten wurden mit meinem Einverständnis dann doch Diagnostiktermine zur Abklärung der Zahlenverarbeitung und der Aufmerksamkeits- und Gedächtnisleistung sowie die regelmäßige Teilnahme an computergestützten Ein-

zeltherapien zu diesen Funktionsbereichen verein-
bart.

So, dass war's für diesen Tag, alles absolviert und
ab auf mein Zimmer. Hier erwartete mich mein
Therapieplan für den nächsten Tag. Dieser sah fast
genauso aus wie heute, und wie ich im Laufe der
Woche feststellte, sollte jeder Tag ähnlich ablaufen. Für morgen war wohl ein kleiner Unterschied
festzustellen, ich durfte zur Sprachtherapie.

Jetzt aber zum Abendessen, und danach hatte ich
mir vorgenommen, die Cafeteria, die bis 21.00 Uhr
geöffnet war, aufzusuchen und vielleicht mit anderen Patienten ins Gespräch zu kommen. Da ich ja
auch meine Fitness verbessern wollte, nahm ich
vom 4. Stock die Treppen bis zum Erdgeschoss, in
dem sich die Cafeteria im Eingangsbereich der Klinik befand. Na ja, auch wenn es nur die Treppen
von der 4. Etage hinunter waren, ich bemerkte,
dass es um meine körperliche Verfassung doch
noch nicht so gut bestellt war, doch daran würde
ich auf jeden Fall weiterarbeiten. Angekommen an
meinem Ziel, fiel mir auf, dass die Cafeteria sehr
gut besucht war und sich viele Gruppen an den
Tischen gebildet hatten. Es wurde sich unterhalten
und auch viel gelacht. Gelächter, wo doch alle hier
wohl auch einen Schicksalsschlag erlitten hatten?
Wann hatte ich überhaupt das letzte Mal herzhaft
gelacht? Seit dem 15.07.2014 ganz bestimmt nicht

mehr, und ich fragte mich in diesem Moment, wird auch mein Lachen, meine Unbeschwertheit zurückkommen?

An der Selbstbedienungstheke bestellte ich eine Frikadelle und eine Cola. So ein paar Scheiben Brot zum Abendessen hatten mich nicht richtig satt gemacht, also musste die „Frikko" her.
Eine Frikadelle, Bulette oder ein Fleischpflanzerl ist einfach ein Genuss, wenn sie denn gut gemacht ist. Diese hier, gehörte zu den Besten.

Hätte mir jetzt gerne ein Bier gegönnt, doch seit meinem SA hatte ich bisher keinen Tropfen Alkohol zu mir genommen. Also anstatt Bier, ein Wasser. Werde aber doch die Ärzte fragen, ob ein Bier oder ein Glas Wein für mich auch infrage kommen. Suchend blickte ich mich nach einem freien Platz um. Ich hatte auch nichts dagegen, alleine zu sitzen, um meinen Gedanken nachzuhängen, einfach mal die ersten Tage in Ruhe ausklingen lassen. Doch da sah ich schon eine Hand, die hektisch winkte und mich zum Tisch der betreffenden Person bat, es war Ronny.

Mein Freund Ronny ist schon ein Typ für sich. Nach seinen mittlerweile drei Schlaganfällen kam nun aktuell noch ein vierter, ein noch heftigerer, hinzu. Er war bei Bekannten zu Besuch, fiel um und war klinisch tot.

Seine Freunde riefen sogleich den Notarzt und er wurde von diesem und den Rettungssanitätern ins Leben zurückgeholt. Trotz allem, er hatte seinen Lebensmut nicht verloren und war guter Dinge, was seine Zukunft betraf. Er redete viel, mehr als ich in meinen besten Zeiten, und das immer mit einem Lächeln. O. k., sehr oft fragte er nach, ob er dieses oder jenes schon erzählt habe, weil der Anfall sein Kurzzeitgedächtnis sehr in Mitleidenschaft gezogen hatte. Doch er nahm es sehr locker und sagte mir: „Bevor man anderen Menschen auf die Nerven geht, sagt man einfach, was einem fehlt, fast immer haben andere dann ein großes Verständnis für einen, weil ein Schlaganfall, wer hat damit schon nähere Bekanntschaft gemacht?"

Oft ist es doch so, Menschen, die ein Schicksalsschlag getroffen hat, und bei ihm waren es ja schon mehrere, klagen und jammern, andere aber stellen sich ihrem Schicksal und leben damit. Bei mir selbst war ich noch nicht so sicher, in welche Richtung es geht. Doch ich wollte ja kämpfen, wollte so werden, wie ich früher einmal war. Ob das möglich ist?

So verbrachten wir beide einen kurzweiligen Abend, auf meine Frage hin, auf welchem Zimmer er auf unserer Station läge, erwiderte er, er läge nicht auf der 6.4, sondern auf der 6.2, der sogenannten Attention Lounge. In diese Abteilung würde ich sicher auch noch verlegt, und ich darf jetzt schon sagen, er hatte recht mit seiner Annahme.

Für heute verabschiedeten wir uns und waren sicher, wir würden uns noch öfter begegnen.

Der erste Tag der REHA war nun vorbei und in den nächsten Tagen sollten ähnliche Therapien und Aufgaben, die ich schon kennengelernt hatte, auf mich warten.

Der nächste Tag. Heute traf ich auf meine Logopädin Frau D. Eine Frau voller Kompetenz, Erfahrung und Einfühlungsvermögen. Sie wurde nicht nur zu meiner Therapeutin in Bezug auf meine Wortfindungsstörungen. Nein, sie wurde gleichzeitig zu meiner Psychologin. Mir gefiel es einfach, wenn sie bei unseren Gesprächen sofort meine Gemütslage erkannte und mir dann einfach mal sagte: „Lassen Sie sich mal nicht so hängen, wir haben heute in dieser Stunde noch viel vor, und das geht nur, wenn auch Sie motiviert sind."

Eine Frau der offenen Worte, sie und ihre Art gefielen mir einfach und taten mir echt gut.

Gleich in der ersten Stunde zeigte sie mir Bilder wie ich es schon aus der Logopädie im Krankenhaus kannte. Nur sollte ich jetzt nicht nur den Namen dessen, was auf dem Foto zu sehen war, sagen, ich sollte auch eine Geschichte dazu erzählen, doch immer in Bezug auf das Bild.

An ein Bild kann ich mich ganz genau erinnern, es war der Grand Canyon in den USA.

Ich erkannte ihn wohl, doch kam ich wieder einmal nicht auf den Namen. Ich wusste, es ist ein Naturschauspiel in Amerika, mehr nicht. Also erzählte ich von meiner Begeisterung über das Land, und dass ich gerne einmal die Route 66 so weit wie möglich in Richtung Westen fahren würde. Und schon wurde ich von Frau D. gestoppt. „Sehen Sie da eine Straße? Sehen Sie da ein Hinweisschild Route 66? Herr Baaken, schweifen Sie nicht ab, erzählen Sie etwas von dem Bild, benennen Sie es."

Zack, erwischt. Mir selbst war schon manchmal aufgefallen, dass ich, wenn ich manche Worte nicht finde, vom Thema abschweife und was anderes erzähle. Ich hatte mir selbst etwas vorgemacht in Sachen Wortfindungsstörungen. Und schon bekam ich die nächste Breitseite von ihr. „Dass Sie reden über das, was Sie wissen, kann ich mir sehr gut vorstellen, und man hört es auch. Dass Sie in Ihrem Beruf viel reden und oft Überzeugungsarbeit leisten mussten, kann ich nachvollziehen, doch hier reden Sie bitte über das, was ich Ihnen sage."

Es hört sich jetzt vielleicht etwas hart an, wie Frau D. mit mir umging, doch genau das war, was ich jetzt brauchte, diese Sprachtherapeutin war wie ein Hauptgewinn für mich. Ich habe mich während meines Aufenthaltes in der Klinik über jede Stunde bei ihr gefreut.

Auch hier möchte ich einen kleinen Auszug aus ihrem Bericht über mich weitergeben:

Bei Herrn Baaken ergab sich im Aufnahmegespräch eine sprachsystematische Störung. Zur differential-diagnostischen Abklärung wurden eine weiterführende Diagnostik und niederfrequente Einzelthera-pie in der Abteilung Sprachtherapie vorgeschlagen. Herr Baaken arbeitet in einem Beruf mit einer sehr hohen Anforderung an die sprachliche Flexibilität und Umschaltfähigkeit, (direkter Kundenkontakt bei der Deutschen Bahn AG). Die Störungsschwer-punkte lagen hauptsächlich in den Bereichen Wort-findung, Informationsvermittlung und Sprachfluss. Der Patient hatte Konzentrationseinbrüche, die den sprachlichen Output beeinflussten. In diesem Rah-men war die Kommunikationsfähigkeit einge-schränkt.
Herr Baaken erhielt sprachtherapeutische Einzel-behandlungen mit dem Ziel, Wortzugriff und Sprachfluss zu verbessern. Im Laufe der Behand-

lung kam es zu einer deutlichen Verbesserung der Symptomatik und dem Patienten gelang eine sehr gute Kontrolle des sprachlichen Outputs. In der Therapie wurden zusammen mit dem Patienten störungsspezifische Übungen erarbeitet. Diese setzt Herr Baaken sehr gut um, auch im zusätzlichen Eigentraining.

Das war also in Auszügen der Bericht von Frau D. Doch diese Frau wurde auch, wie gesagt, meine Psychologin. Nicht nur, dass sie sofort merkte, wenn ich „nicht so gut drauf war". Es waren nicht nur die harten Worte ihrerseits. Mit ihrer in meinen Augen sehr großen Menschenkenntnis und ihrem Einfühlungsvermögen schaffte sie es jedes Mal, mich aus dem Loch herauszuholen, in dem ich mich manchmal befand. Sie wusste einfach, welche Worte mich erreichten und meine Motivation positiv stärkten.

Dies alles wurde mir mit netten und freundlichen Worten nahegebracht, dieser Frau hätte ich sogar die Floskel, „nun, Herr Baaken, wie geht es UNS denn heute", verziehen. Schon in der ersten Stunde hatte ich ihr mein vollstes Vertrauen geschenkt. Zum Abschluss dieser Therapiestunde gab sie mir mit auf den Weg, dass ich mein Gehirn fordern sollte. „Spielen Sie Schach?" – „Ja", erwiderte ich, „so für den Hausgebrauch." – „Spielen Sie, sicher werden Sie einen Partner finden, der auch sein Gehirn trainieren muss." Außerdem sollte ich lesen. „Lesen Sie, was immer Sie in die Finger bekommen." Zur Verabschiedung sagte sie mir noch, und es tat sehr gut, dass sie sich auf unsere nächste Stunde sehr freuen würde. Zufrieden mit mir selbst, jedoch mit einigen Gedanken im Kopf, verließ ich das Therapiezimmer.

„Lesen Sie, Herr Baaken, was immer Ihnen in die Finger kommt." – Gelesen hatte ich doch immer schon, war aber im Krankenhaus daran kläglich gescheitert. Zwei Seiten gelesen, danach schon wieder zurückgeblättert, weil ich vergessen hatte, was auf der ersten Seite stand. Für heute nach dem Abendessen nahm ich mir vor, meinen eBook-Reader wieder in die Hand zu nehmen. So vieles sollte und musste ich wieder lernen, doch darüber nachdenken verbot ich mir fürs Erste, denn mittlerweile wollte ich wieder alles, und das sofort. Noch immer hatte ich nicht verinnerlicht, dass es nur kleine Schritte sind, die zum Erfolg führen.

Mit diesen und ähnlichen Therapien verging die erste Woche wie im Flug. Selber bemerkte ich es kaum, doch ich machte in allen Dingen Fortschritte, die mir erst später bewusst wurden.

Der Freitag kam und mit ihr die erste Visite durch den Funktionsarzt. Diese Visite war immer am Freitag angesetzt, dort wurde nach Wünschen und

Kritik gefragt und wurden weitere Therapiemöglichkeiten mit den einzelnen Patienten, also auch mit mir, besprochen. So also wartete ich auf meinem Zimmer auf die Ärzte. Die Wartezeit verbrachte ich mit Lesen, Sie haben richtig gehört, mit Lesen. Mittlerweile konnte ich fast ein ganzes Kapitel eines Romans lesen, ohne wieder auf den Anfang zu blättern. Im Nachhinein weiß ich, das war einer dieser kleinen Schritte, endlich wieder ein Buch zu lesen und den Sinn auch zu verstehen. Des Weiteren hielt ich meine Blutdruckergebnisse bereit, die ich jeden Tag sorgfältig notiert hatte. Mit meinem Durchschnittswert von 130/85 und einem Ruhepuls von 55 war ich persönlich sehr zufrieden. Nach einer gewissen Wartezeit erschien die Visite, ähnlich wohl wie in jedem Krankenhaus. Der „Chef" als Erster, dahinter alle anderen, Ärzte und Schwestern und Pfleger.

Das Erste, was ich erfuhr, war, dass sie mit mir und meiner Zusammenarbeit sehr zufrieden waren, sie jedoch beim psychologischen Dienst ein wenig mehr Einsatz und Bereitschaft meinerseits erwarteten. Außerdem würde ich in der nächsten Woche auf die schon erwähnte Station 6.2, die Attention Lounge, verlegt. Noch konnte ich mir darunter nun überhaupt nichts vorstellen, auch mein Freund Ronny hatte mir nichts erzählt, denn bei unserem Abend in der Cafeteria war das Thema Attention Lounge leider nicht, oder nur am Rande, zur Sprache gekommen. Der Arztbesuch, die Visite, ging relativ schnell vorbei, doch zum Abschluss wurde mir noch beiläufig mitgeteilt, dass sie zusätzlich zu meinen genehmigten drei Wochen Aufenthalt noch einmal drei Zusatzwochen beantragt hätten. „Aber keine Sorge, Herr Baaken, Ihre Krankenkasse wird höchstens 4 Wochen genehmigen." Doch sie versprachen sich von der beantragten Verlängerung, dass meine Defizite noch besser behandelt bzw. therapiert werden könnten. Was soll ich sagen? Es wurden die besagten sechs Wochen REHA-Aufenthalt.

Auf meine abschließende Frage, was denn bei der angekündigten Attention Lounge anders sei, wurde mir gesagt, dass man dort Patienten, besonders mit den Fähigkeiten, die mir nach meinem Schlaganfall noch fehlten, gezielt behandeln könnte, ich sollte mich einfach überraschen lassen.

Besuche während meiner REHA-Zeit

Meine allerersten Gäste kamen gleich in der ersten Woche, es kamen meine Freunde und Arbeitskollegen Charly und Pöppie. Pöppie heißt mit richtigem Namen Walter, warum dann dieser doch befremdliche Spitzname? Nun, hier darf sich jeder seinen Teil selbst denken! Besonders mit diesen beiden verbindet mich mehr als Kollegialität, diese beiden wurden im Laufe meiner Dienstzeit zu echten Freunden. Auch wenn wir uns nicht so oft sehen, wir sind alle in verschiedenen Bahnhöfen tätig, schweißt uns doch eine Menge zusammen. Nicht nur unsere jährlichen Touren, sondern auch private Sorgen, Probleme, aber auch Freuden teilen wir. Wenn ich nur an meinem 50. Geburtstag denke, was die Jungs da auf die Beine gestellt haben ... Doch das ist ein ganz anderes Thema, und könnte vielleicht auch irgendwann mal niedergeschrieben werden.

Ich hörte die beiden schon auf dem Flur, als sie auf der Suche nach meinem Zimmer waren. Für mich klangen die Stimmen wie das „Pfeifen im Walde", vielleicht war es auch bei ihnen die „Angst", mich augenscheinlich nicht mehr so wiederzusehen, wie sie mich vorher über all die Jahre kannten.

Mit einer großen Tasche betraten die beiden mein Zimmer, und ich konnte es in ihren Gesichtern erkennen, dass sie heilfroh waren, mich so vorzufinden, wie sie mich kannten. Ähnliches hatte ich ja schon, wie geschrieben, im Krankenhaus erlebt. Hat denn jeder gesunde Mensch so eine große Angst, einen Schlaganfallpatienten zu treffen? Oder ist es einfach die Sorge, einen Freund, einen geliebten Menschen von einen auf den anderen Moment mit einer Einschränkung, sei es die Sprache oder die Bewegungen, anzutreffen?

Diese Frage stellte ich auch meinen Freunden. Und ja, beide gaben unumwunden zu, dass sie nicht gewusst hätten wie sie sich verhalten sollen, wenn ich z. B. nicht mehr klar und deutlich sprechen könnte, oder vielleicht sogar auf den Rollstuhl angewiesen wäre. So aber packten sie ihre Tasche aus, die gefüllt war mit Bier! Doch Sorgen bräuchte ich mir nicht zu machen, sie hatten vorsorglich alkoholfreies Bier mitgebracht, ich sollte mich bitte, ihrer Meinung nach, ganz langsam wieder daran gewöhnen.

Nach der herzlichen und emotionalen Begrüßung machten wir einen Rundgang durch die Klinik, der in der Cafeteria endete. Natürlich musste ich meine Geschichte noch einmal erzählen, zum wievielten Mal eigentlich? Doch mittlerweile konnte ich schon gut unterscheiden wer „nur" aus Neugierde fragte oder wer echte Teilnahme an meinem Schlaganfall nahm. Charly und Pöppie gehörten und gehören eindeutig zu den Echten.

Natürlich kam auch meine Frau, und das jedes Wochenende für viele Stunden. Bei ihrem ersten Besuch wollten wir einen großen Spaziergang machen, gleich bis in den Ort. Auf ihre Frage hin, ob ich mir das auch zutrauen würde, kam der „alte Karl-Heinz" wieder zum Vorschein. „Klar doch", erwiderte ich, „geht doch nur bergab." Dazu muss ich sagen, die Klinik liegt malerisch auf einer Anhöhe und der Weg in den Ort ist sehr gut ausgeschildert. Bei strahlendem Sonnenschein verließen wir die Klinik, um uns im Ort ein Eis zu gönnen. Doch schon nach wenigen Hundert Metern kamen wir vom Weg ab und fanden auch keine Schilder mehr. Doch Sorgen machten wir uns eigentlich nicht, denn der Ort lag ja zu Füßen der Anhöhe, also einfach geradeaus und wir werden schon ankommen.
Mir ging es bei diesem Fußmarsch relativ gut, doch je länger die Strecke dauerte, desto ängstlicher wurde ich. Mitten im Wald, keine Straße in Sicht, was wäre, wenn jetzt ein neuer Schlaganfall kommt? Da war es, zum ersten Mal das Gefühl einer Angst, was wäre wenn …? Doch alles half nichts, wir mussten weiter. Auf den Weg achten, und gleichzeitig versuchen meine Gedanken zu beruhigen. Nein, in diesem Moment ging es mir

nicht gut, hoffentlich sind wir bald unten. Meine Frau nahm besorgt meine Hand, und so schafften wir es bis zur Straße.

Wir traten aus dem Schatten des Waldes heraus, ab in die Sonne. Ich hatte ja schon erwähnt, dass mein Sehvermögen bei starker Sonneneinstrahlung gelitten hat, hier bekam ich die Quittung, dass ich keine Sonnenbrille mitgenommen hatte.

Auf der Straße, in der Sonne, ich konnte nur noch schemenhaft etwas erkennen. Graue und grüne Flecken tanzten vor meinen Augen. Wäre meine Frau nicht bei mir gewesen, man hätte eine hilflose Person vorgefunden. Mein Puls raste gefühlt auf 100 Schläge in der Minute, meine Gedanken drehten sich um einen erneuten Schlaganfall, da war sie, die Angst davor, die Angst vor einer Wiederholung. Wir schleppten uns bis zu einer nahestehenden Bank, auf die ich mich sinken und meinen Puls und mich selbst zur Ruhe kommen ließ. Langsam konnte ich wieder klar und deutlich erkennen, was um mich herum geschah, in Gedanken versunken dachte ich mir, soll so etwa mein Leben jetzt weitergehen? Bisher war doch alles gut verlaufen und ich hatte, wenn auch in meinen Augen sehr kleine, aber doch Fortschritte gemacht. Und wieder einmal überkam mich der Frust und auch das Selbstmitleid. Wieder einmal die Frage: „Warum hat es gerade mich erwischt?"

Den Rückweg zur Klinik setzten wir in einem her-
beigerufenen Taxi fort, zu unserem Eis im Ort, dazu war uns beiden die Lust vergangen. Nach kurzer
Strecke, im Auto kein Problem, erreichten wir die
Klinik. Uns war beiden klar, und wir waren uns ei-
nig, einen Spaziergang, auch wenn ich dann zu
Hause bin, nur mit Sonnenbrille, und nur, wenn ich
ehrlich zu mir selbst bin und mich auch in der Lage
dazu fühle.
Auch mein Sohn und seine Freundin besuchten
mich des Öfteren. Sie kamen dann mit dem Auto,
und wir konnten dann doch noch in Ruhe in den
Ort fahren und unser Eis essen.

Doch den merkwürdigsten Besuch bekam ich von
meiner Dienststelle. Mein Chef hatte sich bei meinem Sohn nach meiner Handynummer erkundigt
und nachgefragt, ob er mich anrufen könne. Nach
Rückfrage bei mir, sagte ich, dass ich kein Problem
damit hätte. Ein paar Tage später schellte mein
Smartphone und mein Chef war in der Leitung. Er
kam auch gleich zur Sache und sagte, dass er mir
die offizielle Urkunde zu meinem 40-jährigen
Dienstjubiläum aushändigen müsste und er deshalb in Begleitung zu mir kommen wollte. Da hört
man von der Dienststelle wochenlang nichts, aber
wenn es dienstlich wird, dann melden sie sich. Wir
machten einen Termin und sie kamen mit einem

Buch, einem Blumenstrauß und natürlich meiner Urkunde. Bei schönem Wetter saßen wir im Außenbereich der Cafeteria an der Klinik, und als er die Urkunde überreichen wollte, verbat ich es mir und ihm selbst aufzustehen, als der Wortlaut „Im Namen der Bundesrepublik Deutschland" fiel. Irgendwie empfand ich die ganze Übergabe doch als Farce, doch mein Chef sagte, „es solle doch alles korrekt verlaufen". Nachdem der offizielle Teil vorbei war, kamen noch ein paar persönliche Worte, dass man doch gar nicht bemerken würde, was mit mir geschehen sei, und ich bestimmt bald wieder im Dienst wäre. Mich beschlich das Gefühl, dass beide froh waren, wenn der Besuch bald endete, und ganz ehrlich, ich war froh, als sie sich verabschiedeten.

Eine neue Woche brach an und sogleich mit einer Änderung. Ich würde ab sofort auf die 6.2, auf die Attention Lounge, verlegt. Nachfolgend eine Erklärung zu dieser Station:

Die Attention Lounge ist eine neuartige medizinische rehabilitative Spezialstation zur Behandlung von erworbenen Aufmerksamkeits- und Gedächtnisstörungen sowie von Beeinträchtigungen der Planungsfähigkeiten und der Orientierung. Solche kognitiven Einschränkungen treten beispielsweise nach Schlaganfall, Herzinfarkt oder Operationen auf und schränken die Teilhabe der Betroffenen am privaten und beruflichen Leben stark ein.

Attention Lounge bündelt kognitive Rehabilitationsmethoden.
In einer offenen stationären Umgebung werden Therapieangebote aufeinander abgestimmt mit dem Ziel, eine Verbesserung des gestörten Tag-/Nachtrhythmus sowie der kognitiven Leistungen zu erreichen.
Methodisch werden

- *neuropsychologische,*
- *ergotherapeutische*
- *und sprachtherapeutische Übungseinheiten*

mit körperlicher Aktivitätssteigerung kombiniert.

Visuelle und auditive Zeitgeber werden in einem festen Tagesplan zur inneren zeitlichen Strukturbildung eingesetzt. Hierdurch können sowohl Lernfähigkeit als auch Aufmerksamkeit und exekutive Funktionen optimiert werden. Der Krankheitsverlauf wird mit neuropsychologischen Testverfahren überprüft. Ziel der Behandlung ist, eine möglichst umfassende Teilhabe in verschiedenen Lebensbereichen wiederherzustellen.

Ablauf & Aufnahmevoraussetzungen

Nach interdisziplinärer Aufnahme in der Neurologischen Fachabteilung oder der hiesigen „Herz-Hirn-Station" werden die Patienten – bei vorliegender Eignung – auf die Attention Lounge übernommen. Folgende Voraussetzungen sind für die Aufnahme notwendig:

- eigenständige Mobilität (zumindest rollstuhl-mobil)
- die Patienten sollten sich weitgehend selbst versorgen können (kein Grundpflegebedarf)
- hinreichende Kooperationsfähigkeit

- *Aussicht auf Besserung der kognitiven Funktionen (keine fortgeschrittenen demenziellen Krankheitsbilder)*
- *Therapieschwerpunkt Neuropsychologie*

Die in der Attention Lounge durchgeführte Diagnostik umfasst:

- *ärztliche und pflegerische Exploration*
- *neurologisch/psychiatrische Untersuchung*
- *Labordiagnostik*
- *neurophysiologische Diagnostik zur Analyse des Biorhythmus (z. B. Langzeit-EEG, Langzeit-EKG, Langzeit-RR und Aktometrie)*
- *neurovaskuläre/-sonographische Diagnostik*
- *neuropsychologische Diagnostik (leitlinienkonforme Standarddiagnostik mit Dokumentation)*
- *optional kardiologische Zusatzuntersuchungen*

Grundlage des Behandlungsansatzes ist die Verbesserung einer gestörten Tag-/Nachtrhythmik. Also, zum Beispiel, wenn die Schlaf- und Wachphasen vom 24-Stunden-Rhythmus abweichen und die Betroffenen immer zu einer anderen Tages- oder

Nachtzeit einschlafen, was einen geregelten Tagesablauf verhindert. Das Therapiekonzept der Attention Lounge erfolgt auf der Grundlage von individuellen Störungsbildern und Ressourcen in einzel- und gruppentherapeutischen Angeboten der Fachbereiche:

- Neuropsychologische Therapie
- Sprachtherapie
- Ergotherapie
- Physiotherapie

Unterstützt wird das Konzept durch therapeutische Pflege und ein spezifisches pharmakologisches Konzept.

Technische Ausstattung

Spezielles Lichtsystem
Der zentrale Therapieraum ist mit einem speziellen Lichtsystem mit einer Beleuchtungsstärke von bis zu 12.000 Lux ausgestattet. Die Lichttherapie hat einen antidepressiven Effekt, unterstützt einen normalen Schlaf-/Wachrhythmus und verbessert die Konzentrationsfähigkeit.
Spezielle Video- und Audio-Anlage
Zur Ausstattung der Attention Lounge gehört außerdem eine spezielle Video- und Audioanlage:

- *visuell-sequentielles Gedächtnistraining*
- *Kurzfilme zur Förderung der Merkfähigkeit*
- *Lernen in entspannter, vertrauensvoller Atmosphäre*

Das Team

Das Team der Attention Lounge ist interdisziplinär aufgestellt, dazu gehören:

- *Facharzt für Neurologie und Psychiatrie mit Zusatzbezeichnung Rehabilitationswesen*
- *Therapeutische Pflege*
- *Neuropsychologen/-innen*
- *Sprachtherapeuten/-innen*
- *Ergotherapeuten/-innen*
- *Physiotherapeuten/-innen*
- *Sozialdienst*

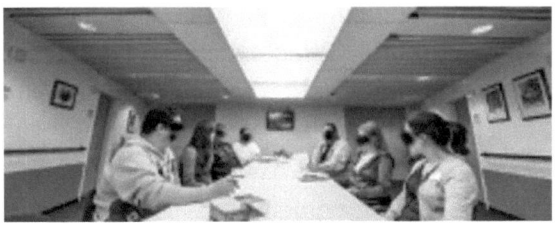

Auf dieser Station war ich nun also gelandet. Ich versuche nun, das, was hier geschrieben steht, ein wenig aufzulösen und mit meinen Worten zu beschreiben.

Auf der „6.2", in einer Gruppe zu zehn Patienten zusammengefasst, sollte ich nun also meine bekannten Defizite mit Gedächtnistraining, Logopädie, Psycho und anderen Therapien wieder auf „Vordermann" bringen. Im großen Gruppenraum brannte ein starkes Deckenlicht, mit einer speziellen Beleuchtungsstärke, die unsere depressiven Phasen und unsere Konzentrationsfähigkeit bekämpfen bzw. unterstützen sollte. Auf dem Foto sehen Sie den Gruppenraum. Die Gesichter habe ich unkenntlich gemacht, da es sich nur um ein Beispielfoto und nicht um meine Gruppe handelt. Auch auf dieser Station erhielt ich ein Einzelzimmer, jedoch ohne einen Schlüssel. Ich konnte mein Zimmer wohl von innen verschließen, jedoch auf die Frage nach einem Schlüssel wurde mir erklärt, dass die Attention Lounge gleichzeitig eine Wachstation wäre und die Pflegekräfte dort jederzeit Zugang zum Zimmer haben müssten. O. k., damit musste ich mich, wie alle anderen auch, wohl abfinden. Gleich am ersten Abend aber ein großer Schreck. Ich lag auf meinem Bett, die Zimmertüre konnte ich von dort nicht einsehen, wollte vor dem Schlafen noch ein wenig Musik hören. Kopfhörer auf, meine Lieblingsmusik auf volle Lautstärke, sodass ich alles um mich mal vergessen konnte.

Plötzlich, wie aus heiterem Himmel, stand der Nachtpfleger vor meinem Bett. Natürlich hatte ich sein Klopfen, bedingt durch die Lautstärke der Musik, nicht gehört, und er war dann in mein Zimmer eingetreten. Dass ich auf einer Wachstation lag, hatte man mir ja schon gesagt, aber dass es mit „Besuch", und das jeden Abend, verbunden war, wurde mir erst jetzt, nach den Erklärungen des Pflegers, richtig bewusst.

Die anderen neun Patienten wurden mir von Ronny beim gemeinsamen Abendessen vorgestellt. Denn unser Frühstück, das Mittagessen sowie das Abendbrot nahm ich nun nicht mehr im großen Speisesaal, sondern in der Lounge, im großen Gruppenraum mit den anderen neun Patienten ein.
Es war fast alles vertreten, Männer und Frauen verschiedenen Alters mit unterschiedlichem Leiden. Manche hatten ein Hirnaneurysma erlitten, andere, so wie ich, litten unter den Nachwirkungen eines Schlaganfalles. Jeder eigentlich anders, und doch irgendwie gleich. Ich traf u. a. auf Jasmin, noch keine 30 Jahre, die ein Hirnaneurysma erlitten hatte. Die Narben von der Operation waren an ihrem Kopf nicht zu übersehen. Und doch, sie trug sie mit Stolz. Jasmin, eine lebenslustige, junge Frau und Mutter. Auf Jörg, der selbst nicht genau wuss-

te, was ihm fehlte, und fast schon besessen vom Sport war. Ich traf Jürgen, Marathonläufer, knapp 50 Jahre, der von seinem Sohn bewusstlos in der Garage gefunden wurde, für etwa 20 Minuten klinisch tot. Sein Sohn hat ihn ins Leben zurückgeholt. Ich traf auf Patienten, die dem ersten Anschein nach völlig gesund schienen, jedoch wenn sie sprachen, kam nur ein Kauderwelsch heraus. Ich traf auf dieser Station Menschen, die nach ihrem Schlaganfall nicht mehr lesen, nicht mehr schreiben oder beides nicht mehr konnten. Doch in einem Punkt waren wir alle gleich, der Gedanke, „wir schaffen das" war in uns allen präsent.

Doch wie lief ein Tag in der Attention Lounge ab? Jeden Morgen, nach den üblichen ärztlichen Untersuchungen wie Blutdruck messen, ggf. Blutabnahme zur Bemessung des Quickwertes in Bezug auf die Einnahme von Marcumar, erfolgte das gemeinsame Frühstück. Wir hatten bereits am Vortag unsere jeweiligen Wünsche bezüglich Brotsorten und Belag aufgeschrieben. Mehrere von uns wussten aber dann nicht mehr, was sie bestellt hatten, und nahmen sich die Brotscheiben so schnell es nur ging. Es konnte also sehr gut vorkommen, dass manche sich z. B. zwei Scheiben Vollkornbrot bestellt hatten, sich dann aber mit drei Scheiben Knäckebrot zufriedengeben mussten. Das alles geschah ohne böse Absicht, das Kurzzeitgedächtnis lies manche oft im Stich.

Nach dem Frühstück begannen die Therapien. In kleinen Gruppen zu fünf Personen aufgeteilt ging es zum Gedächtnistraining, oder, für mich besonders wichtig, zur Arbeit mit Zahlen. Die geringe Anzahl in einer Gruppe machte es den einzelnen Therapeuten einfach, sich sehr gut auf die persönlichen Schwächen aller Patienten zu konzentrieren und Fehler schnell zu bemerken bzw. auf diese gezielt einzugehen.

Ja, die Arbeit mit den Zahlen. In der Gruppe bekam ich Aufgaben, die das Addieren, Subtrahieren, Dividieren und Multiplizieren umfassten. Wie ich schon erwähnte, die Letztgenannten bereiteten mir keine Schwierigkeiten, nur bei den Ersten hatte ich noch gewisse Probleme. Ich saß dort über meine Aufgaben gebeugt, und trotz Anstrengung und Überlegung machte ich immer noch Fehler, doch zu meiner Freude, und auch, weil mich die Therapeuten immer wieder motivierten, wurden diese von Tag zu Tag weniger. Nach so einer „Mathestunde" fragte mich einmal eine Therapeutin, ob ich vielleicht Schach spielen würde. Das Schachspiel wäre eine sehr gute Möglichkeit, mein Verständnis für Zahlen zu verbessern und die Leistung des Gehirns generell zu steigern. Schach, diesen Vorschlag hatte ich doch schon einmal bekommen, und wie lange hatte ich nicht mehr gespielt? Vor vielen Jahren, in der Schule war ich mal in der Schach AG, dort hatte ich es gelernt. Mir hatte es immer Spaß gemacht, bei diesem Spiel zu überlegen, Züge im Voraus zu planen und mich auf den Mitspieler einzustellen. Ich war kein Meister, es reichte wohl, wie gesagt, nur für den Hausgebrauch, aber ja, ich würde sehr gerne wieder einmal Schach spielen.

Die Therapeutin fragte in die Runde, wer es denn noch wohl könnte. Schließlich würden alle davon profitieren, wenn sie spielten. Ein Mitpatient meldete sich sofort und zu meiner Freude meldete sich als Einziger mein Freund Ronny.

Uns wurde das Spiel mit den dazugehörigen Figuren ausgehändigt, und wir verabredeten, dass wir uns nach dem Abendessen im Gruppenraum auf eine Partie zusammensetzen würden.

Da saßen wir uns nun gegenüber, und schon bei der Aufstellung der Figuren begannen unsere Probleme. Ich musste überlegen wegen der Stellung von Springer und Läufer, Ronny hingegen mit Dame und König, doch mit gegenseitiger Hilfe schafften wir es, die Grundstellung richtig auf das Brett zu platzieren. Die Partie begann. Nach den relativ leichten Eröffnungszügen mussten wir beide unser Hirn schon anstrengen, ich konnte es sehr gut an der hochroten Gesichtsfarbe meines Spielpartners erkennen, der übrigens auf dem gleichen Amateurlevel spielte wie ich. Doch wie Ronny mir sagte, sah es bei mir im Gesicht nicht viel anders aus. Die Möglichkeiten der nächsten Züge wurden mit jedem einzelnen Zug größer, also musste mein Gehirn im Rahmen dessen, wozu es momentan fähig war, arbeiten. Doch für den Moment war es einfach zu viel, und das für uns beide. Ronny klagte plötzlich über Kopfschmerzen, seine Züge waren wohl regelkonform, jedoch ohne Sinn und Verstand. Ich selbst überlegte und wusste plötzlich nicht mehr auf Anhieb die Züge eines Springers oder Läufers, was bedeutete, noch mehr überlegen. Unsere Schachpartie war mittlerweile das reinste Desaster. Wir schauten uns an und einigten uns auf ein gerechtes Remis. Sollten und wollten wir noch öfter spielen, trotz Kopfschmerzen und Aussetzer der Gedanken? Ja, wir wollten, und haben uns während unseres Aufenthaltes in der Klinik noch des Öfteren zu einer Partie verabredet. Die Spiele wurden besser und die Züge hatten mittlerweile auch wieder einen Sinn. Ich kann sagen, der Vorschlag der Therapeutin war genau das, was ich brauchte.

Ich hatte berichtet, dass wir uns nach dem Abendessen getroffen hatten. Doch was geschah vor dem Abendbrot? Jeden Abend, außer natürlich am Wochenende, war für uns auf der Attention Lounge

Fernsehpflicht angesagt. Na, das war doch mal was, wir wurden „gezwungen", Fernsehen zu schauen.

Mir als „Neuling" wurde erklärt, dass sich alle Patienten, also wir zehn, auf dieser Station um 17.00 Uhr im Gruppenraum versammeln, um die Heute-Nachrichten zu verfolgen. Am nächsten Tag würden dann die Beiträge abgefragt, die wir in der richtigen Reihenfolge wiederholen sollten. Schriftliche Notizen dürfen nicht gemacht werden. Der Sinn des Ganzen, wir sollten damit unsere Merkfähigkeit und unser Gedächtnis trainieren.

Also, volle Konzentration auf die Nachrichtensendung, wird doch wohl nicht so schwer sein, denn was so auf der Welt geschieht, hat mich doch immer schon interessiert. Doch als ich meine Mitpatienten betrachtete, fiel mir auf, dass höchstens die Hälfte mit Interesse die Sendung verfolgte. Frau M., eine andere Patientin mit Hirnaneurysma, war in ein Sudoku-Spiel vertieft, war sie eigentlich den ganzen Tag, auch bei den Therapien, und sie zeigte mir stolz ihre Umhängetasche mit drei Dosen Bier für ihr Abendessen. Wie bitte? Bier zum Abendbrot? Nein, es war ihr Abendessen. Sie sagte, sie müsse abnehmen und deshalb jeden zweiten Tag das Essen ausfallen lassen. Wortwörtlich bekam ich von ihr zuhören: „Das wenige, was ich esse, kann ich lieber trinken." Ich weiß bis heute nicht, wie die Ärzte damit umgingen, aber diese Frau war eine Alkoholikerin. Unser Marathonläufer, Herr A. saß „hippelig" auf seinem Stuhl, weil er unbedingt noch seine tägliche Runde laufen müsse und überhaupt keine Zeit hätte für die „Glotze". Ein oder zwei hatten die Augen geschlossen und schliefen. Ich aber, wie gesagt, voller Konzentration, damit ich am anderen Tag glänzen könnte.

Am nächsten Tag, nach den routinemäßigen Untersuchungen sowie nach dem Frühstück, begannen wieder die Therapien. Dabei diesmal auch die Fragerunde zur Nachrichtensendung vom gestrigen Abend.
Kurz und nicht gut, ich wusste eigentlich nichts mehr, worüber berichtet wurde, den Wetterbericht am Ende der Nachrichten, diesen wusste ich noch. Doch wie das Wetter für den heutigen Tag werden würde? Keine Ahnung. Manche werden jetzt ein wenig lächeln, doch für mich war es ein Tiefschlag. Da hatte ich bis jetzt eigentlich immer Fortschritte gemacht, wohl öfter in kleinen Schritten, und jetzt so etwas. Dass auch mehrere andere, die auch konzentriert geschaut hatten, ähnliche Schwierigkeiten wie ich hatten, war mir wieder einmal sch...egal.

Für mich war dieser Tag, trotz tröstendem Zuspruch der Therapeuten, gelaufen. Vieles ging mir wieder durch den Kopf, meine Vergesslichkeit in Bezug auf Rechenaufgaben, meine desaströse Schachpartie mit Ronny, und jetzt konnte ich noch nicht einmal die Beiträge der Nachrichten wiedergeben, ganz zu schweigen von der richtigen Reihenfolge. Würde es jemals besser werden? An diesem Tag fiel ich in ein Loch, fast schon depressiv, ein Loch, in dem ich mehrere Tage festhing. Manche von Ihnen werden jetzt denken: „Sei froh, dass es dich nicht schlimmer erwischt hat." Gut, dass ich diesen Satz damals nicht zu hören bekam. Natürlich war und bin ich heilfroh, dass ich laufen und sprechen kann, dass man mir meinen Schlaganfall nicht sofort ansieht oder ihn bemerkt. Doch glauben Sie mir, in gewissen Situationen ist dieser eine Satz absolut fehl am Platz. Doch wie traurig und nachdenklich ich auch war, die REHA ging weiter, es war noch sehr viel zu tun für mich.

Um meine Fahrtüchtigkeit zu überprüfen, ging es nun zur Neuropsychologie. Dort warteten verschiedene Programme auf mich, die ich am Computer lösen sollte. Wie ich von anderen im Vorfeld erfuhr, sollte es ähnlich wie ein sogenannter „Idiotentest" ablaufen, um zu schauen, ob man den Führerschein behält bzw. um die Fahrtüchtigkeit zu testen und zu überprüfen. Am PC musste ich u. a. auf visuelle und akustische Reize reagieren und Knöpfe oder die Computermaus in verschiedenen Intervallen drücken. Der Anfang war einfach, doch es wurde im Laufe des Tests bedeutend schwieriger für mich, die Konzentration aufrechtzuerhalten. Ton von links, rechte Maustaste drücken, Ton von rechts, mit dem linken Fuß ein Pedal bedienen, so und ähnlich ging es weiter, in immer kürzeren Abständen. In diesem Moment war mein Blutdruck gefühlt wohl auf 200 und mein Köpfchen rauchte ganz schön. Trotz des Gefühls, respektabel abgeschnitten zu haben, blieb auch ein Zweifel, total versagt zu haben. Natürlich erkundigte ich mich sogleich nach meinem Ergebnis und mir wurde gesagt, dass mein Test erst ausgewertet werden müsse und ich spätestens im Abschlussbericht nach meiner REHA das Ergebnis präsentiert bekommen würde.

Hier ein Auszug aus dem Abschlussbericht:

Herr Baaken wurde über die rechtlichen Rahmenbedingungen der Fahreignung bei der bestehenden Erkrankung und der resultierenden Symptomatik sowie zu Möglichkeiten zur eigenverantwortlichen Abklärung der Fahreignung und der Erfüllung der Sorgfaltspflicht informiert.

Wurde ich das? Also ich erinnere mich nicht daran, aber vielleicht war der Test am Computer meine Information. Doch der Bericht ging weiter.

Nach den Begutachtungsleitlinien zur Kraftfahreignung können Zweifel an der psychischen Leistungsfähigkeit ausgeräumt werden, wenn bei Kraftfahrern der Prozentsatz erreicht oder überschritten wurde oder Grenzwertunterschreitungen (Prozentrang <16) durch stabile Leistungen in anderen Verfahren ausgeglichen werden, sodass eine Mängelkumulation ausgeschlossen ist.
Herr Baaken erreichte oder überschritt in allen getesteten Bereichen fahrrelevanter Aufmerksamkeitsleistungen die erforderliche Mindestleistung. Im Bereich Belastbarkeit lagen die erreichten Prozentränge teilweise, aber nicht durchgängig oberhalb des Wertes von 16 und weiteren guten Leistungen in den anderen Verfahren.

Damit hatte ich es Schwarz auf Weiß, ich durfte, wenn ich zu Hause war, wieder Auto fahren!

Nun möchte ich kurz über die Entspannungsübungen berichten, die ich nur ein einziges Mal besuchen durfte bzw. musste. Ich wurde *zur Progressiven Muskelentspannung nach Jacobson* geschickt. Einiges dazu hatte ich schon von anderen Patienten gehört. Bequeme Sessel, in denen man Platz nehmen durfte. Nur sollte man aufpassen, dass man dort nicht einschlief.

Dort fand ich mich mit sechs weiteren Patienten ein, tolle Sessel, wie versprochen. Jeder suchte sich einen Platz und der Therapeut begann mit der Sitzung. Er sprach leise und ruhig, so leise, dass ich nun gar nichts verstanden habe, denn meine Hörgeräte hatte ich nicht dabei. Also machte ich manchmal die Augen auf, um zu sehen, was die anderen so machen, und nahm mir fest vor, meine Hörhilfen beim nächsten Mal mitzubringen. Die Stunde ging zu Ende, manche wurden gelobt wegen ihrer guten Mitarbeit, nur bei mir, vor allen anderen, lies er wohl seinen Frust ab. Ich bräuchte zu seinen Stunden nicht mehr wiederkommen und überhaupt würde ich das Thema wohl nicht ernst nehmen. Das Ganze in einem Ton, den ich das letzte Mal in der Grundausbildung bei der Bundeswehr gehört hatte. Nun sprach er nicht mehr leise und ruhig, sondern seine Stimme nahm einen unangenehmen, keifenden Ton an. Alle, die noch anwesend waren, schauten sich schon betreten und fragend an. Auf meine Erwiderung, dass ich meine Hörgeräte vergessen hätte und seinen Worten nicht hätte folgen können, kam von seiner Seite nur eine verächtliche Handbewegung sowie noch einmal der Hinweis, dass ich von seinem Kurs ausgeschlossen sei und er dieses auch den Ärzten berichten würde.

Ich mach es kurz, weder kam von ihm eine Meldung, und mir war mein Ausschluss relativ egal. Ich weiß nicht, ob mir diese Entspannungsübung geholfen hätte, zumindest diese Stunde hat es nicht gebracht.

Die sportliche Betätigung als Therapie

Natürlich wollte ich auch körperlich wieder fit werden, doch gleich die erste Stunde in der Sporthalle endete für mich im absoluten Fiasko. Wir spielten Badminton oder, besser gesagt, Federball. Nach den ersten Schlägen, hochschauen wo der Ball ist, dann nach dem Ball bücken, weil man ihn nicht getroffen hat. Mir wurde schwarz vor Augen und ich schaffte es soeben noch an die Wand der Halle. Immer noch Sehstörungen, meine Beine zitterten und wollten mich nicht mehr tragen. Da war sie wieder, die Angst vor einem neuen Schlaganfall, die Angst, die ich schon erwähnt hatte und bei dem bekannten Spaziergang mit meiner Frau, ähnlich erlebt hatte. Sofort hatte ich den Tag meines SA vor Augen, so etwas kam mir doch bekannt vor. Ja, an dieser Wand bin ich umgekippt und war eine kurze Zeit ohne Bewusstsein. Das nicht aus Erschöpfung, ich hatte erst einmal nach dem Ball geschlagen, nur woher kam dieser Zusammenbruch? In diesem Moment saß mir die Angst im Nacken: „Bitte keinen neuen Schlaganfall." Denn sollte die letzte intakte Arterie, die mein Gehirn versorgte, jetzt auch noch versagen, was dann?

Als ich wach wurde, stand die ganze Gruppe besorgt um mich. Die Leiterin fragte mich: „Herr Baaken, können Sie mich verstehen? Wissen Sie, wo Sie sind? Bitte heben Sie nacheinander erst den linken, dann den rechten Arm." Fragen, ich in dieser oder ähnlicher Form schon kannte. Doch alle Fragen konnte ich zufriedenstellend beantworten, und die Beweglichkeit meiner Arme folgte den Anweisungen sofort. Nach einer Ruhephase an der Wand konnte ich aufstehen, etwas wackelig, aber ich stand.

Natürlich war ich für diesen Tag von sämtlichen Therapien befreit, und ich musste sofort zum Arzt. Dort wurde ein CT gemacht sowie mit dem Doppler meine Schlagadern überprüft. Nach vielen Fragen des Arztes und den Untersuchungen kam man zum Ergebnis, kein neuerlicher Schlaganfall, keine TIA. Ich war froh, sehr froh. Doch da hatte sich was in meinen Gedanken festgesetzt. Trotz meiner ganzen Fortschritte, die ich bisher erzielt hatte, irgendetwas war doch da. Man kippt doch nicht so einfach um. Ich hatte mich nicht überanstrengt oder etwas gemacht, was ich eigentlich nicht machen sollte. Der Arzt stellte eine Kurzdiagnose. Durch das abrupte Hochschauen nach dem Federball und danach das sofortige Bücken könnte es sein, dass mein Gehirn nicht genug Blut bzw. Sauerstoff bekommt, daher kann es zu kurzzeitigen Ohnmachtsanfällen kommen.

Damit sollte ich nun leben? Erst wird mir gesagt, ich dürfte wieder Auto fahren, doch was ist, wenn ich mich im Auto mal sehr schnell umdrehen muss? Verliere ich dann auch das Bewusstsein? Fragen über Fragen, die ich dem Arzt auch stellte. Meine Gedanken, meine Überlegungen gingen in eine ganz andere Richtung als bisher.

„Herr Baaken, auch wenn Sie es vielleicht nicht mehr hören können oder nicht mehr wollen. Sie haben nach ihrem Schlaganfall ein Riesenglück gehabt, freuen Sie sich daran, was Sie noch alles können." Ja doch, ich war dankbar, und ja, ich freute mich über meine Fortschritte. Doch gleichzeitig stellte ich fest, ein kleiner Rückschritt kann das ganze fragile Gerüst, auf dem man steht, zum Einsturz bringen. So war es im Moment bei mir. Doch wie sollte es jetzt denn weitergehen? Zuerst nahm der Arzt die sportlichen Aktivitäten aus meinem Programm. Auf meinen Widerspruch, dass ich dies eigentlich nicht möchte, wurde es wieder gestrichen, doch sollte ich aufpassen und ruckartige Bewegungen und schnelles In-die-Hocke-Gehen meiden, und dies auch den jeweiligen Therapeuten sagen. Auf eine Sache legte er aber großen Wert. Die Ergotherapie auf dem Fahrrad sollte und müsste ich auf jeden Fall beibehalten. Außerdem wurde für mich ein weiterer Besuch beim Psychologen angeordnet. Nein, nicht schon wieder, was soll ich da? Ich hatte doch meine Logopädin, der ich alles anvertrauen konnte. Doch, der Psychologe müsste sein, da ich nun Angstgefühle entwickelt hätte. Doch ein Gutes hatte der Arztbesuch für mich, ich durfte mich weiter sportlich betätigen. Dazu gehörte auch das tägliche Training auf einem „Fahrrad".

Training auf dem Fahrrad

Die gesamte Station 6.2, die Attention Lounge, musste jeden Tag auf's Fahrrad zum Ergotraining. Die ersten Stunden hatte ich schon ohne Schwierigkeiten und Schwindelanfälle hinter mich gebracht und hatte mich von der Wattzahl 50 schon bis zu 100 Watt verbessert. Man konnte wohl alles selbst regulieren, jedoch war jedes Gerät mit dem Computer der Therapeutin verbunden. So konnte sie genau sehen, wer welche Wattzahl leistete. Nach etwa 15 Minuten In-die-Pedale-Treten wurde unser Puls gemessen und der Widerstand dem Pulsschlag angemessen, erhöht oder herabgesetzt. Auch an diesem Tag war es wieder so weit. Handtuch, eine Flasche Wasser und mein MP3- Player waren für mich Pflicht. Dann auf das Fahrrad, „gute Mucke" auf die Kopfhörer, und los ging es. Auch an diesem Tag blieb mal wieder ein Platz frei. Unser Marathonläufer war wieder einmal nicht erschienen, er war mal wieder „on tour". Die Therapeutin und wir alle kannten es schon. Nach etwa 10 bis 15 Minuten betrat er schweißgebadet den Raum, setzte sich auf sein Fahrrad und begann mit dem Training. Oft genug wurde er dann doch ausgebremst, weil sein Blutdruck bzw. sein Puls nach seiner täglichen langen Laufstrecke und dann noch Fahrrad fahren, Anlass zur Sorge gab. Auch heute war es wieder so weit. Er stieg ab, und mit dem kurzen Satz: „Geh ich halt wieder laufen" verabschiedete er sich. Auch Ronny sorgte bei diesem Training oft für Heiterkeit; da er, wie er selbst sagte, unter einem „Schaufensterbein" litt, stieg er oft nach der Hälfte der Zeit vom Fahrrad und hüpfte mit einem Bein, das absolut steif war, durch den Raum.

Hier eine kurze Erklärung zu seiner Krankheit:

Der Begriff Schaufensterbein oder Schaufensterkrankheit (Claudicatio intermittens) beschreibt ein Krankheitsbild, bei dem nach dem Gehen einer bestimmten Wegstrecke ein heftiger Wadenschmerz auftritt und die Betroffenen zum Stehenbleiben zwingt. In Ruhe reicht die Durchblutung der Muskeln noch aus und der Weg kann nach einer Pause fortgesetzt werden. Der Name Schaufensterbein bzw. Schaufensterkrankheit bezieht sich auf die Angewohnheit vieler Betroffener, die Schmerzen vor einem Schaufenster abzuwarten. Ursache der Erkrankung ist eine arterielle Verschlusskrankheit der Beine.
Quelle: Internet

Ein neuerlicher Besuch beim psychologischen Dienst

Wie der Stationsarzt es schon angedeutet hatte, war für mich ein Besuch beim Psychologen angesagt. Mit der burschikosen Begrüßung: „Hallo, Herr Baaken, da sind Sie ja wieder," wurde ich hereingebeten. „Na, dann erzählen Sie mal, was geschehen ist." Ich war bei und zu allen Therapien wirklich bemüht, alles mitzumachen und mein Bestes zu geben. O. k., bei der Muskelentspannung nach Jacobson und beim ersten Besuch hier hatte es nicht so gut funktioniert. Auch meine Erfahrung im Krankenhaus mit der „komischen Frau", die sich Psychologin nannte, hatte nicht unbedingt dazu beigetragen, dass ich einem mir fremden Menschen einfach so „ad hoc" mal was von mir, meinen Ängsten und Hoffnungen erzähle. „Moment", höre ich den Leser sagen. In diesem Buch macht er es aber. Ja, seit meinem Schlaganfall sind mittlerweile drei Jahre vergangen und ich persönlich fand es an der Zeit darüber zu schreiben, darüber zu berichten. Mein Innerstes nach außen zu vermitteln, und dass bei einem fremden Menschen, ob Psychologe oder nicht, fiel und fällt mir auch heute noch nicht leicht. Entweder ich habe sofort „einen Draht" zu dieser Person, wenn nicht, geht bei mir gar nichts. Hier in diesem Buch fällt es mir leichter, über meine Ängste zu berichten; dort ist doch eine gewisse Anonymität vorhanden.

Doch, wie gesagt, ich war bemüht. Und da mein Zusammenbruch in der Sporthalle ja bekannt war, erzählte ich ihm das, was ich wusste und was mir der Arzt geraten und wobei ich aufpassen sollte. Einer meiner ersten Gedanken, als ich ihm gegenübersaß war: „Hoffentlich kommt jetzt nicht: ‚Sehen Sie, Herr Baaken, Sie haben doch Angst.'" Ob Sie es mir glauben oder nicht, so ähnlich kam es nun aber: „Ich habe Ihnen doch gesagt, dass jeder, der einen Schlaganfall erlitten hat, Angstzustände verspürt." Ich hatte das Gefühl, dass er recht hatte oder einfach Recht behalten wollte, so nach dem Motto, ich bin der Psychologe, ich muss es schließlich wissen.

Ich wurde freundlich aufgefordert, mehr zu erzählen, u. a. wie ich meinen Ängsten begegne und mit ihnen umgehen würde.

Nein, ich wollte ihm nichts erzählen, ich empfand es als genug, was er schon wusste. Danach war unser Gespräch auch schon fast beendet. Mir wurde gesagt, ohne meine Mitarbeit hätte eine weitergehende, in die Tiefe gehende Therapie keinen Zweck. Alles Weitere dazu würde mir dann im Abschlussbericht detailliert zur Kenntnis übermittelt werden.

Auch hier ein kurzer Auszug aus dem Bericht des

Psychologen:

Das allgemeine Krankheits- und Situationsver-
ständnis erscheinen insgesamt adäquat. Der Ver-
lauf der aktuellen Krankengeschichte kann detail-
liert und kohärent geschildert werden. Affekt und
Stimmung wirken bei erhaltener Schwingungsfä-
higkeit situationsadäquat, insbesondere bieten sich
keine Hinweise auf eine reaktive Depressivität oder
ängstliche Symptomatik.

Hatte ich da jetzt was falsch verstanden? Erst wurde mir gesagt, „jeder hat Angst", und jetzt heißt es

„... insbesondere bieten sich keine Hinweise auf
*eine reaktive Depressivität **oder ängstliche Symp-***
***tomatik** ..."*

Ich bin nur ein kleiner Beamter, Psychologie und
Psychologen werde ich wohl nie verstehen, möchte es auch gar nicht.

Doch was gab mir nun die Ruhe und die Kraft,
meine Situation so zu sehen, dass nicht diese per-
manente Angst mein Leben bestimmen würde?
Ich wusste, an den Sonntagen war immer eine
Messe in der Kapelle, die der Klinik angeschlossen
war.

Warum sollte ich dort nicht teilnehmen? Ich bin zwar römisch-katholisch getauft, zahle immer noch meine Kirchensteuer, aber ein eifriger Kirchgänger war und bin ich schon seit meiner Jugend nicht mehr. Auch nicht an Weihnachten, wo die größten Heuchler meinen, die Kirche, eine Messe besuchen zu müssen. Ja, ich glaube, lasse mir aber nicht vorschreiben, was und wie ich glaube. Doch mein Glaube hat mir immer Kraft und Zuversicht gegeben, warum nicht auch jetzt? Für mich war und ist ein Kirchenbesuch, ob mit oder ohne Messe, immer ein Ort der Andacht und der Stille, bei der ich immer zur mir selbst finden kann.

Manche werden jetzt vielleicht sagen: „Kaum geht es den Menschen schlecht, besinnen viele sich auf die Kirche." Es mag so sein, doch für mich ist so ein Besuch wie eine Art Meditation. Egal welche Konfession an diesen Sonntagen an der Reihe war. Für mich gibt es nur den einen Gott, an den ich glaube, und er hat mir auch in dieser Angstsituation geholfen. Nach einem Kirchenbesuch sprach mich der Diakon an und sagte, dass ihm mein In-sich-gekehrt-Sein aufgefallen sei, und ob ich vielleicht Redebedarf hätte. Man konnte ihm ansehen, dass meine Antwort auf seine Frage ihm in gewisser Weise imponierte. „Nein", erwiderte ich, „einen Dialog halte ich mit dem ‚Chef dort oben', und er versteht mich. Es ist keine Kritik an Ihrer Person,

doch ich nehme lieber den direkten Draht zu ihm."
Ob ich aufgrund meiner Krankheit, meiner Hoffnungen und auch Enttäuschungen zu Gott gefunden habe? Nein, mit ihm bin ich schon seit meiner
Kindheit im Reinen, mit ihm bin ich auf Du und Du.

Bevor nun meine REHA langsam zu Ende geht,
kommen Sie noch einmal mit auf die „6.2", auf die
Attention Lounge. Denn eine Anekdote möchte ich
Ihnen noch gerne erzählen.

Wie ich schon erwähnte, waren dort nur zehn Patienten, aber nicht alle zur gleichen Zeit. Mal blieb
man für ein paar Tage zusammen, doch wenn jemand entlassen wurde, kam am gleichen Tag auch
ein neuer Patient.
Am Gruppenraum angeschlossen waren gleich
mehrere Zimmer dieser Station. In eines dieser
Zimmer zog eines Tages ein neuer, jüngerer Mit-
bewohner von ca. 25 Jahren ein. Auch er litt meines Erachtens unter den Nachwirkungen eines
Schlaganfalls, jedoch die ganze Krankheitsgeschichte habe ich nie erfahren. Was uns allen auf-
und missfiel, er kam sehr unregelmäßig zu den

Therapien und Gruppenstunden und verkroch sich in seinem Zimmer. Eines Tages, wir saßen alle, bis auf ihn, bei unserer täglichen Fernsehstunde, bemerkten wir einen starken Geruch, der aus seinem Zimmer drang. „Et brennt bej öm", sagte Manuela aus Köln. Ronny widersprach ihr und sagte, dass es wohl stark nach Gras, sprich Marihuana oder Haschisch, roch. Auf unser Klopfen öffnete er nach geraumer Zeit seine Türe. Ich habe schon oft „bekiffte" Menschen gesehen, doch dieser junge Mann war mehr als „stoned". Er schwebte nicht mehr nur auf Wolke 7, er war so weit, die Wolke gibt es eigentlich gar nicht. Jetzt, wo seine Zimmertüre aufstand, war der Geruch wohl für alle ersichtlich. Doch was nun? Sollten wir es dem Pflegepersonal, den Ärzten melden? Nach kurzer Beratung entschlossen wir uns, es nicht zu tun. Ob diese Entscheidung richtig war, entzog sich meiner Kenntnis, denn sein Schicksal, sein weiterer Werdegang in dieser Klinik, war kurz danach beendet. Ob es jetzt doch jemand von uns war oder das Pflegepersonal etwas mitbekommen hatte, im Nachgang eigentlich egal, denn schon am nächsten Morgen war er nicht mehr auf unserer Station. Auf unsere Nachfrage, wo der junge Mann denn jetzt sei, wurde uns gesagt, dass er die Klinik auf eigenen Wunsch verlassen hätte. Ich bin auch heute noch davon überzeugt, dass er rausgeworfen wurde, denn das Rauchen auf den Zimmern war strengstens untersagt; Sie können sich vorstellen wie sie auf sein „Kiffen" reagiert haben.

Dieses Erlebnis aber nur am Rande, meine REHA neigte sich, wie gesagt, dem Ende zu. Nach und nach verließen alle, die ich wertgeschätzt hatte, die Station und wurden entlassen, eine Woche vor mir war es auch mein Freund Ronny. Meine letzte Woche in der Klinik zog sich deshalb auch dementsprechend in die Länge. Aber auch die letzte Woche ging vorbei, ich hatte meine sechswöchige REHA erfolgreich zu Ende gebracht. War sie wirklich erfolgreich? Auch hier möchte ich Ihnen einige Auszüge aus meinem Entlassungsbericht nahebringen:

Die Rehabilitation verlief komplikationsfrei. Der Patient arbeitete äußerst motiviert und engagiert in den angebotenen Therapien mit. In Anlehnung an die bisherige Medikation haben wir die Sekundärprophylaxe in Form der Einnahme von Marcumar und regelmäßigen INR-Kontrollen fortgesetzt. Mit dem ACE-Hemmer Delix kamen kontinuierlich belastungsstabile Kreislaufparameter zur Darstellung. Bei der Sprachtherapie in Sachen Wortfindung, der Informationsvermittlung und der Sprachflüssigkeit kam es im Laufe des Aufenthaltes zu einer deutlichen Verbesserung. Bei der detail-

lierten neuropsychologischen Diagnostik fanden sich große Beeinträchtigungen der basalen Kulturfähigkeiten (Dyskalkulie) sowie des verbalen Arbeitsgedächtnisses und der Handlungsplanung. Im Fokus standen Übungen zur Steigerung des Rechenvermögens und des verbalen Arbeitsgedächtnisses. Auch diesbezüglich konnte im Verlauf eine sehr erfreuliche Besserungsdynamik verzeichnet werden. Lediglich in starken Anforderungssituationen verblieben noch Restunsicherheiten. Die Therapieziele konnten weitgehend erreicht werden. Herr Baaken wird in gebessertem Wohlbefinden mit rückläufiger neurologischer Restsymptomatik selbsthilfefähig in die häusliche Umgebung und ambulante Weiterbehandlung entlassen werden, jedoch in einem noch arbeitsunfähigen Zustand.

Medikation bei Entlassung:

Simvahexal 40mg	0-0-1
Delix 5mg	1-0-0
Marcumar	Nach INR

So wie sich der Entlassungsbericht anhört, war die REHA erfolgreich. Auch ich fühlte mich wieder, bis auf einige Aussetzer, sehr gut und wollte alles daransetzen, damit ich auch fit und gesund bleibe. Besonders sportlich hatte ich mir viel vorgenommen, wollte regelmäßig schwimmen gehen und hatte die Absicht, mir einen Heimtrainer anzuschaffen, und diesen natürlich auch zu benutzen.

Wieder zu Hause

Nach meinem sechswöchigen Aufenthalt in der
Klinik, war ich nun wieder zu Hause. Der Kranken-
haustransport mit dem gleichen Taxiunternehmen
holte mich pünktlich wieder ab, und ohne Stau
verlief die Fahrt mit keinerlei Problemen.
Meine Frau hatte keinen Urlaub genommen, da
wir nicht wussten, wann ich eintreffen würde; somit war ich den Nachmittag allein im Haus.

Irgendwie fehlte mir die Ordnung aus der Klinik,
was sollte ich jetzt nur mit mir und meiner „Freizeit" anfangen? Ich ging durch sämtliche Räume
unseres Hauses. Während meiner Abwesenheit
hatte meine Frau neue Gardinen angebracht und
sogar mein Büro neu gestrichen, in blau und weiß,
den Farben meines Lieblingsvereins, dem FC Schal-
ke 04.
Doch wozu sollte ich mich zuerst kümmern?
Ein Besuch beim Hausarzt stand an. Nach einem
längeren Gespräch über meine jetzige Situation,
hier besonders im Hinblick auf die Einnahme von
Marcumar, meinte mein Arzt, dass dieses Medikament auf absehbare Zeit seiner Meinung nicht
mehr nötig sei, sondern ich auf ASS 100 umgestellt werden sollte. Dieses möchte ich aber bitte
noch mit einem Neurologen oder Kardiologen absprechen. Es wurde noch ein großes Blutbild ge-

macht und mein Blutdruck gemessen.

Mein Blutdruck war mit 128/85 und einem Ruhepuls von 52 absolut in Ordnung, und nach Kontrolle des Blutbildes wurde meine Medikation von ihm
ein wenig geändert. Der Lipidsenker Simvahexal 40
mg, wurde auf Pravastatin 20 mg und der Blutdrucksenker Delix auf Ramipril 5 mg umgestellt.

Die Einnahme von Marcumar sollte ich, wie schon
gesagt, mit einem Neuro- oder Kardiologen besprechen. Auch meinen GdB von 20 brachte ich in
unser Gespräch und mein Arzt meinte: „Viel zu
wenig, unbedingt einen neuen Antrag auf Herauf-
setzung stellen. Bitte auch dieses beim Neurologen
unbedingt zur Sprache bringen."

Mein Problem war, ich hatte keinen Neurologen:
Ich kannte den Chefarzt im Krankenhaus, das
war's. Wo sollte ich so einen Arzt jetzt finden?

Man könnte ins Telefonbuch schauen oder mal im
Bekannten- und Freundeskreis nachfragen, ob mir
da vielleicht jemand einen Tipp geben könnte.
Doch mein Hausarzt hatte einen Vorschlag für
mich. Er würde mir Dr. O. ans Herz legen, nur bei
diesem einen Termin zu bekommen, würde äußerst schwierig werden.

Bisher, und das, seit ich krankenversichert bin,
habe ich nur in wenigen Ausnahmen meinen Sta-

tus als Privatpatient ausgenutzt; doch in diesem Fall würde es mir wohl von Nutzen sein.

Ich rief in der Praxis von Doktor O. an, erzählte von meinem Schlaganfall und meinem Krankenhaus- und Klinikaufenthalt. Nun aber müsste ich zur regelmäßigen neurologischen Kontrolle und hätte gern einen Termin. Die freundliche, jedoch für mich nicht zufriedenstellende Antwort war, dass sie frühestens in drei Monaten einen Termin für mich reservieren würden. Auf meine Frage dahingehend, ob das auch für Privatpatienten gelte, erwiderte die freundliche Sprechstundenhilfe, dass sie es mit dem Doktor absprechen müsste und sie sich wieder bei mir melden wollte. Kurz und gut, nach knapp einer Stunde schellte mein Telefon und ich bekam einen Termin innerhalb der nächsten zwei Wochen.

Ich möchte und werde jetzt nicht auf das Versicherungssystem in Deutschland eingehen, auch werde ich mich nicht entschuldigen, weil ich Privatpatient bin. Es ist wie es ist, ich hab es mir nicht ausgesucht, habe aber nun das Glück, oder wie immer man es nennen will, ein Beamter und damit privatversichert zu sein.

Doch wie sah es bei mir eigentlich aus? Welche Beeinträchtigungen hatte ich noch? Meine Wort-

findungsstörungen hielten sich in Grenzen, nur wenn es viele Eindrücke zu verarbeiten gab oder wenn ich einer Unterhaltung folgen wollte, an der mehrere beteiligt waren, verlor ich sehr schnell den Überblick und konnte dem Thema nicht mehr folgen. Auch meine Schwindelgefühle waren immer noch da. Schnelles Aufstehen, z. B. am Morgen, wenn es aus dem Bett ging, oder einfach mal in die Hocke gehen, um eine untere Schublade zu öffnen, keine Chance für mich. Bei diesen einfachen, täglichen Sachen drehte sich alles um mich und ich musste mich sofort irgendwo festhalten. Mit diesen Beeinträchtigungen sollte ich wieder meinen Dienst verrichten? Mich wieder wutschnaubenden Pendlern entgegenstellen und denen erklären, warum gerade ihr Zug mal wieder Verspätung hat oder sogar ausgefallen ist? Allein der Gedanke daran bereitete mir mehr als Kopfzerbrechen. Ich konnte ja dann nicht sagen: „Entschuldigen Sie bitte, ich hatte einen Schlaganfall und muss mich kurz zurückziehen." Ich bin überzeugt, keiner der Kunden hätte Verständnis für meine Situation gehabt.
Doch arbeiten gehen wollte ich auf jeden Fall wieder, doch bis dahin war es noch ein weiter, langer Weg.

Aber zuerst ging es mal zu meinem Neurologen. Eine kleine, überschaubare Praxis und der erste

Eindruck, mit sehr freundlichem Personal. Nach einer sehr kurzen Wartezeit durfte ich zum Doktor, der sich als sympathischer Holländer herausstellte. Er nahm sich die Zeit und hörte sich meine Krankheitsgeschichte in aller Ruhe an. Auch meinen GdB von 20 brachte ich zur Sprache; ich sollte mich doch bitte mit dem VdK in Verbindung setzen, dieser Verein würde mir helfen, denn mindestens einen Grad von 50 sollte ich wohl bekommen. Nun folgte ein EEG, also eine Hirnstrommessung, der bekannte Ultraschall-Doppler und mein Blutdruck wurde gemessen. Bis auf den bekannten Verschluss der Arterie war so weit alles im grünen Bereich.

Bei diesem Doktor erfuhr ich allerdings etwas ganz Neues. Er meinte, in seinem holländischen Dialekt: „Mijnheer Baaken, der Thrombus, der Verschluss, der muss raus. Wenn noch einmal so etwas auf der anderen Seite passiert …"

Wie jetzt? Erst einmal wusste ich so recht nicht, was damit gemeint war. Sollte es wirklich möglich sein, „das Ding" zu entfernen und mein Gehirn wieder durch alle Arterien mit Blut und Sauerstoff versorgt werden? Sollte das meine zweite Chance sein? Scheinbar konnte man meine Gedanken und dieses Glücksgefühl an meinem Gesicht ablesen. Doch ganz so schnell ging es nicht. Er wollte gerne eine zweite Meinung dazu hören und würde mich gerne zu Professor N. in die Klinik nach D. schicken. Mein Neurologe wollte sich selbst um einen Termin dort kümmern und mir telefonisch Bescheid geben.

Beschwingt fuhr ich nach Hause. Das wäre doch was. Die Arterie wieder frei machen und nicht mehr so eine große Angst vor einem zweiten Schlaganfall haben. Denn wie mir schon mehrere Ärzte sagten: „Wenn an der letzten, freien Arterie ein Verschluss eintritt …" So hätte ich wieder zwei hirnversorgende Blutbahnen und ich könnte ein Stück beruhigter in die Zukunft blicken.

Also, Musik auf volle Pulle, eine Band aus den Niederlanden, „Normaal", meine Lieblingsgruppe, und ab nach Hause. Ich war jetzt schon gespannt auf das Gesicht meiner Frau, wenn ich ihr das erzählen würde.

Sie aber holte mich erst einmal wieder auf den Boden der Tatsachen zurück. „Warte doch ab, was der Professor dazu sagt, vielleicht kannst oder darfst du nicht operiert werden." Das wollte ich nun bestimmt nicht hören; ich hatte mich jetzt schon entschieden: Sollte mir ein weiterer Arzt bestätigen, dass eine Operation von Nutzen und erfolgversprechend sei, so würde ich den Schritt wagen.

Die Tage bis zum Anruf vergingen sehr schleppend. Morgens brachte ich meine Frau zur Arbeit und somit war ich den ganzen Tag allein zu Hause. Doch da ich wieder Auto fahren durfte, konnte ich ins Hallenbad zum Schwimmen fahren, ich mach es heute noch, mindestens dreimal in der Woche, an den anderen Tagen sitze ich strampelnd auf meinem Heimtrainer. Also, um meine körperliche Fitness machte und mache ich mir keine Sorgen.

Allzu lange musste ich auf den Anruf nicht warten, nur ein paar Tage später bekam ich Bescheid, dass ich mich in zwei Wochen in besagter Klinik vorstellen sollte, vorher aber mit dieser noch Kontakt aufnehmen müsste.
Natürlich habe ich gleich dort angerufen und mir einen stationären Termin in zwei Wochen bestätigen lassen.
Auch diese zwei Wochen gingen mit viel Sport und Schwimmen vorbei, und zum besagten Termin brachte mich Eric, ein guter Freund, zur Klinik. Hatte ich alle Unterlagen? War mir bewusst, was nun auf mich zukommt? Ja, ich hatte mir alles gut überlegt. Meine Frau war nicht so begeistert von meiner Entscheidung, aber im Endeffekt sagte sie doch, dass sie bei allem, was mir guttut, voll hinter und zu mir stehen würde. Ich hatte mich für eine Operation und gegen diesen verdammten Thrombus entschieden.

In der Klinik angekommen, wurde ich schnell zur neurologischen Abteilung weitergeleitet, wo ich ein Zimmer zugewiesen bekam, in dem ich noch alleine war. Eine nette Ärztin kam, um mit mir eine kurze Aufnahmeuntersuchung durchzuführen. Die übliche Prozedur begann. Hände gleichzeitig heben, Zähne zeigen und alles das, was ich schon kannte. Natürlich wurde mir auch Blut abgenommen, nüchtern war ich erschienen, und mein Blutdruck wurde wieder einmal gemessen.

Auch hier möchte ich Ihnen den offiziellen Bericht nicht vorenthalten. Ja, ich weiß, ich hatte Ihnen ein Buch mit meinen eigenen Worten versprochen, doch ab und an meine ich, dass die medizinischen Ausdrücke zur Erläuterung einfach dazugehören.

„Herr Baaken stellte sich hier vor mit der Frage der weiteren Sekundärprophylaxe. Der Patient war zunächst auf Marcumar eingestellt worden. Klinisch-neurologisch zeigte sich bei Aufnahme kein fokales Defizit mehr. Duplexsonographisch stellte sich die ACI beidseits weiterhin als verschlossen dar. Aufgrund des Befundes empfehlen wir die Umstellung der Sekundärprophylaxe von Marcumar auf ASS, aufgrund des stabilen Befundes des Verschlusses. Babinski beidseitig negativ.“

Babinski? Was ist das denn nun wieder? So eine Untersuchung hatte ich bisher meines Wissens nicht gemacht. Doch das Internet, hier im Besonderen Wikipedia, weiß (fast) alles.

Als Babinski-Reflex oder Babinski-Zeichen bezeichnet man einen pathologischen Reflex, der bei einer Schädigung der Pyramidenbahn auftritt (Pyramidenbahnzeichen). Der Reflex ist nach dem polnisch-französischen Neurologen Joseph Babinski benannt, der den neurologischen Hintergrund dieser Störung aufdeckte (1896). Bei Säuglingen, also im ersten Lebensjahr, ist er noch physiologisch.

Der normale Plantarreflex (Fußsohlenreflex) ist ein Fremdreflex und antwortet bei Bestreichen der Sohle mit einer Greifbewegung (Plantarflexion) der Zehen. Bei einer Schädigung der Pyramidenbahn führt das Bestreichen vor allem des äußeren Fußrandes dagegen zu einer gegenläufigen Bewegung der großen Zehe nach oben (Dorsalextension), während die übrigen Zehen die Plantarflexion ausführen.

Der biologische Sinn des Babinski-Reflexes ist bisher ebenso unbekannt wie seine Verschaltung (Reflexbogen). Auch der Nutzen seiner Prüfung im Rahmen der neurologischen Untersuchung ist in der Diskussion. Nach einer Theorie stellt der Babinski-Reflex einen Beugesynergismus der Fußbeu-

gemuskulatur dar. Im Verlauf der Entwicklung hat sich ein Zehenbeugemuskel allerdings zu einem Großzehenstrecker entwickelt. Fällt bei Rückenmarks- oder Hirnläsionen die übergeordnete Kontrolle über die Fußmuskulatur aus, werden die in früheren Entwicklungsstadien zusammengehörigen Muskelgruppen wieder gemeinsam aktiviert. Dies führt zur Großzehenstreckung und Kleinzehenbeugung.

Doch kommen wir wieder zu meinen eigenen Worten und Gedanken. Denn mit dem vorliegenden Bericht habe ich schon meiner Entlassung vorgegriffen.

Ich hatte mich nicht nur mit der Frage nach der sogenannten Sekundärprophylaxe vorgestellt, sondern die Ärztin auch ganz gezielt auf eine Operation angesprochen, damit endlich der Verschluss entfernt werden kann. Die Ärztin sah mich fragend an und erwiderte: „Eine Operation? Also ohne dem Professor vorgreifen zu wollen, ich glaube nicht, dass Sie hier oder anderswo wegen diesem Thrombus in ihren Arterien operiert werden. Aber morgen bei der Visite wissen wir mehr."

Da war es wieder, dieses Loch, in das ich fast immer reinfalle, wenn es in Sachen Gesundheit nicht so läuft und ich enttäuscht werde, oder bin. Warum nur schickt mein Neurologe mich hierhin, wenn eh nicht operiert werden kann? Die ganzen Untersuchungen hatte ich doch schon zeitnah hinter mich gebracht, noch vor wenigen Wochen beim Neurologen. Nur weil hier ein Professor Chefarzt ist, sind die Untersuchungen auch nicht anders.

Ich wusste, das würde eine schlaflose Nacht werden, nicht nur wegen meinem mittlerweile eingetroffenen Zimmergenossen, einem älteren Herrn, der an beginnender Demenz litt.

Meine Gedanken kreisten momentan nur um die Operation, die wohl nicht stattfinden würde. Muss ich nun tagtäglich mit der Angst vor einem neuen Schlaganfall leben, der Angst davor, dass es die zweite Arterie erwischt, und dann, wenn ich „Glück" habe, tot zu sein? Es waren Gedanken, die nie zu einem Ende kamen.

Irgendwann muss ich wohl doch eingeschlafen sein, doch wurde ich gegen 3.30 Uhr vom hellen Licht der Deckenbeleuchtung geweckt. Mein Zimmernachbar war aufgestanden und kramte geräuschvoll in seinem Schrank. Obwohl es so gar nicht meine Art war und auch heute noch nicht ist, fuhr ich ihn unwirsch an und fragte wohl sehr laut und mit einem aggressiven Ton in meiner Stimme, was er denn da wohl machen würde?

Er schaute mich an und sagte: „Was machen Sie in meinem Zimmer? Meine Frau kommt sofort und holt mich ab, darum habe ich mich schon angezogen."

Angezogen hatte er sich wohl, aber nur Hemd und Krawatte, alles andere hatte er vergessen, damit meine ich Hose und Unterhose. Es klingt jetzt hart, aber ich konnte in diesem Moment kein Mitleid aufbringen, und die restliche Nacht auf einen faltigen, alten Männerhintern zu starren, dazu fehlte mir nun wirklich die Lust. Sein Alter, seine Demenz, mir war alles zuwider, mir war alles egal. Ich klingelte nach der Nachtschwester, sollte sie sich um ihn kümmern, meine Aufgabe war es bestimmt nicht.

Die Schwester kam, beruhigte den alten Mann mit einfühlsamen Worten, doch was wird mit mir? Ich starrte die Wand an, ich starrte einfach nur ins Leere. Am nächsten Morgen tat mir mein Verhalten der gestrigen Nacht einfach nur leid und ich entschuldigte mich bei Herrn D. Doch er wusste gar nicht, worüber ich sprach, und wiederholte nur seine Worte der gestrigen Nacht, dass seine Frau ihn gleich abholen würde; mittlerweile war er auch komplett angezogen.

Noch heute überkommt mich ein Schamgefühl wenn ich an meine damalige Reaktion nur denke. Während ich diese Episode geschrieben habe, musste ich oft an meine mittlerweile 89- und 84-jährigen Eltern denken. Und ja, es gehört dazu, eine Begegnung mit dem Alter, eine Begegnung mit der Last und der Krankheit anderer Menschen.

Die Visite

Der Professor, ein noch junger und sympathischer Arzt, kam u. a. in Begleitung der Ärztin, die die Aufnahmeuntersuchung durchgeführt hatte, und einem anderen, mir noch unbekannten Arzt. Nach den allseits bekannten Untersuchungen fragte der Chefarzt mich: „Herr Baaken, warum denken Sie, dass Sie hier operiert werden können oder sollen"? Nun, das hatte mein Neurologe doch gesagt. Er wollte nur noch die zweite Meinung des Professors haben. Mein letztes Fünkchen Hoffnung erlosch, als mir klargemacht wurde, dass so eine Operation schon eine längere Zeit nicht mehr gemacht würde. Auch der zweite Doktor, er wurde mir jetzt als Gefäßchirurg vorgestellt, vertrat diese Meinung ebenso. Die Gefahr eines erneuten Schlaganfalles während der Operation sei einfach zu hoch. Meine Chancen ständen etwa 80 zu 20, die 80 stehen für einen zweiten SA während der Operation. Sollte ich mich aber an eine gesunde Lebensführung und an meine Medikation halten, könnte ich locker mindestens 85 Jahre werden. Sie lehnten die OP ab, und ich war am Boden zerstört. 85 Jahre werden, dann hätte ich noch knapp 30 Jahre, 30 Jahre mit der permanenten Angst, dass wieder was passiert. Vielleicht ergeht es mir dann wie vielen Schlaganfallpatienten, sehr stark körperlich eingeschränkt, bis hin zum Rollstuhl. Nichts mehr alleine können und nur auf Hilfe angewiesen sein? Das ist und war nie mein Ding, dann doch besser tot.

Ich wurde entlassen, und stand noch fragender vor meiner Zukunft. Angst, keine Lebensfreude mehr, einfach alles, bitte verzeihen Sie das Wort, einfach alles Scheiße.

Mein Sport, mein Schwimmen, nichts machte mir momentan noch Spaß. Ich wollte diese OP, ich hatte mich doch mit den Risiken vertraut gemacht, und nun das. Bekommst du einmal was auf die Schnauze, gibt es ganz bestimmt noch einmal einen obendrauf. Ich wurde sehr schweigsam und oft in mich gekehrt. Sehr oft musste meine Frau meine schlechte Laune aushalten. War das schon ein Anfang einer depressiven Phase? Konnte mich zu nichts mehr motivieren, saß einfach nur zu Hause rum. Kein Buch interessierte mich, mein Computer blieb tot, obwohl einige Aufträge in Bezug auf Webdesign, die ich für Freunde und Bekannte machen sollte, auf mich warteten.
Doch meine Frau ist und war da bedeutend pragmatischer: „Ab mit dir zum Neurologen, hol dir da einen Termin und schildere ihm alles. Und wenn du es nicht machst, dann mach ich es." Zack, das

hatte gesessen.

Das einzig Gute daran war, sie hatten empfohlen, dass ich das Marcumar absetzen könnte und ich auf ASS 100 einzustellen wäre. Diese Diagnose besprach ich mit meinem Hausarzt, der dieses voll unterstütze. Seither, bis heute, nehme ich ASS 100.

Also riss ich mich zusammen, rief bei meinem Neurologen an und bekam sofort am nächsten Tag einen Termin.

Auch der Neurologe hatte schon einen vorläufigen Bericht der Klinik und wunderte sich ein wenig, dass nun keine OP stattfinden würde. Aber weiter ging er nicht auf dieses Thema ein und meinte, dass er mir nun auch nicht weiterhelfen könne.

Natürlich die regelmäßigen Kontrolluntersuchungen, aber meine seelische Verfassung, da wäre er wohl der falsche Arzt.

Und nun? Er könne mir einen guten Psychologen empfehlen, bei dem ich alle meine Probleme, die mich zu meiner Krankheit bedrückten, erzählen kann.

Nicht schon wieder ein Psychologe! Meine bisherigen Erfahrungen mit diesen waren ja nun nicht von Erfolg gekrönt, aber mir war schon bewusst, dass es auch an mir selbst liegen würde. Ich müsste mich einfach mal öffnen und mir alles von der Seele reden. Vielleicht tut es mir ja doch gut, denn ich war an einem Punkt angelangt, wo ich mir nicht mehr selbst helfen konnte. Körperliche Fitness wieder herstellen, gesund zu leben, das schafft man alleine. Jedoch sich selbst aus einem seelischen Tief wieder herauszuholen, ist unsagbar schwer.

Nun ging es also wieder zum Psychologen, ich bekam den Termin und stellte mich vor.
Wie heißt es so schön? „Und täglich grüßt das Murmeltier." Die Fragen zur Krankheit, zu meinem privaten Umfeld, ob meine Eltern noch leben, und, und, und. Hab ihm alles erzählt, doch gleichzeitig stellte ich mir selbst in Gedanken die Frage: „Und das soll mir helfen?" Doch ich war bemüht, denn der Psychologe musste und wollte sich wohl ein Bild von mir machen. Doch wo war dann die Lösung meiner seelischen Probleme? Nach einer 25-minütigen Sitzung war schon alles vorbei. Er attestierte mir eine beginnende Depression, da ich nach seiner Meinung eine todesnahe Erkrankung erlebt hatte, welche aber noch nicht medikamentös behandelt werden müsse.
Ich sollte also, wenn keine Besserung eintritt, Tabletten zur Bekämpfung einer Depression einnehmen? Damit war ich im ersten Moment überhaupt nicht einverstanden, doch je weiter ich überlegte, einfach eine Tablette einwerfen, keine Angst

mehr, und wieder Freude am Leben haben? Er sprach von dem Medikament Tavor, das er mir zu gegebener Zeit eventuell verschreiben würde. Zum Abschluss sprach ich auch meinen Grad der Behinderung von 20 an. Auch er sagte mir, auf jeden Fall einen neuen Antrag stellen, und ihn mit „ins Boot nehmen". „Ein Psychiater kommt immer gut bei diesen Anträgen", meinte er bei der Verabschiedung mit einem Augenzwinkern.

Bevor ich jetzt weiter klage und jammere, möchte ich auf den langen Weg durch die Instanzen wegen meinem GdB, meinem Grad der Behinderung, kommen. Wenn Sie möchten, folgen Sie mir auch auf diesem Weg.

Mein Grad der Behinderung

Wie ich schon erwähnte, bin ich zu 20 % schwerbehindert. Obwohl ich den Ausdruck oder die Bezeichnung weder bei mir noch bei anderen Menschen sonderlich schätze. Die „20" hatte ich aufgrund meiner Schwerhörigkeit bekommen. Doch auch die Bezeichnung in Prozentzahlen ist grundsätzlich falsch. Die angegebene Zahl bezeichnet einfach nur den Grad, in dem es bemessen wird. Ich wollte aber mindestens die „50" erreichen. Diese berechtigen zu mehr Urlaub im Jahr, man kann früher in Pension oder Rente gehen, und bei der jährlichen Steuererklärung hat man auch gewisse Vorteile.Also Antrag besorgt, sorgfältig ausgefüllt, alle behandelnden Ärzte, natürlich auch den Psychiater, von der Schweigepflicht entbunden, und das Ganze mit allen Unterlagen, die mir schon zur Verfügung standen, an die Kreisverwaltung, die die maßgebliche Stelle ist, geschickt. Mein Hausarzt sowie alle, die von meinem Schlaganfall wussten, vertraten die gleiche Meinung: „Ein Schlaganfall gibt immer mindestens 50 %." Nur ich selbst war skeptisch. Körperlich war doch so weit alles in Ordnung, bis auf die Schwindelanfälle beim Hochschauen oder Bücken. Meine Angstzustände, o. k. Aber wie sollte man so etwas bemessen? Auch hatte ich mir die Bemessungsgrundlagen besorgt, in denen es unter anderem hieß:

Hirnschäden;
Ein Hirnschaden ist nachgewiesen, wenn Sympto-
me einer organischen Veränderung des Gehirns –
nach Verletzung oder Krankheit nach dem Abklin-
gen der akuten Phase – festgestellt worden sind.
Wenn bei späteren Untersuchungen keine hirnor-
ganischen Funktionsstörungen und Leistungsbeein-
trächtigungen mehr zu erkennen sind, beträgt der
GdB 20.

Das gab mir doch zu denken, und ich schaute nicht
ganz so optimistisch auf die Antwort wie meine
Ärzte. Dazu muss ich auch sagen. Die Zahlen werden nicht addiert. Also Schwerhörigkeit 20, Hirnschäden 30, ergibt einen GdB von 50. Ganz und gar
nicht. Immer die höchste Anzahl einer „Behinderung" wird zugrunde gelegt und bewilligt.
Nun hieß es also: Warten auf die Antwort der
Kreisverwaltung ... die auch nach relativ kurzer Zeit
bei mir eintraf. Nach der gutachtlichen Stellungnahme hatte ich einen GdB von 30 erreicht.
Folgende Nachricht erreichte mich von der maß-
geblichen Stelle:

Gutachtliche Stellungnahme
Prüfung von Amts wegen

1. Schwerhörigkeit: Einzel GdB 20
2. Reststörungen nach durchgemachtem Schlagan-

fall
reaktive Depressionen mit Angstanteilen: Einzel
GdB 30

Zum Zeitpunkt der Beendigung der Rehabilitationsmaßnahme im September 2014 bestanden bereits seitengleiche Kraftgrade der oberen Extremitäten, hingegen noch leichte Beeinträchtigungen der Wortfindung sowie Defizite im Bereich der Rechenfähigkeit und des verbalen Arbeitsgedächtnisses. Auf Blatt 40 beschreibt der behandelnde Neurologe zusätzlich ein ängstlich-depressives Syndrom, dieses werde psychotherapeutisch behandelt. Der Psychiater beschreibt das Bild bestehender Ängste vor einem neuen Schlaganfall, es bestehe eine Symptomatik mit Unsicherheit, Schwindel und eingeschränkter Belastbarkeit. Eine medikamentös antidepressive Therapie sei aufgrund des Risikoprofils nicht geboten. Die Gesprächstherapien würden regelmäßig absolviert.

Zusammenfassend zeigt sich eine nahezu vollständige Rückbildung der neurologischen Defizite, hinzugetreten ist eine reaktiv-depressive Entwicklung mit Angstanteilen als Ausdruck einer noch nicht abgeschlossenen intrapsychischen Verarbeitung. ***Aus versorgungsmedizinischer Sicht erscheint ein Gesamt GdB von 30 für den gesamten Komplex als ausreichend.***

Für den Kreis,
Dr. A. (Facharzt für Allgemeinmedizin)

Für mich hörte sich diese Stellungnahme an wie:
„Stell dich nicht so an, dir geht's doch gut. Was
braucht du da einen GdB?"
Diesmal fiel ich nicht in ein Loch, und da ich mit
diesem Bescheid nicht einverstanden war, wollte
ich kämpfen, ich wollte die 50 haben. Die gesamten Unterlagen nahm ich mit zu meinem nächsten
Termin beim Neurologen. Er regte sich fürchterlich
darüber auf, dass ein „Allgemeinmediziner" nur
anhand von Unterlagen und Gutachten der behandelnden Fachärzte sich so ein Urteil erlauben
könnte. Noch nicht einmal eine persönliche Untersuchung sei angeordnet worden. Er gab mir noch
einmal den Ratschlag, mich an den VdK zu wenden. Dieser Verband würde für mich kämpfen,
notfalls bis zu einer Gerichtsverhandlung.

Der VdK

Erlauben Sie mir bitte, den VdK all denen etwas näherzubringen, die zwar von diesem schon etwas gehört haben, aber damit nun gar nichts verbinden können.

Der VdK wurde bereits im Jahr 1950 unter dem Namen „Verband der Kriegsbeschädigten, Kriegshinterbliebenen und Sozialrentner Deutschlands" gegründet. Er vertritt u. a., wie in meinem Fall, die sozialen Interessen von Menschen mit Behinderung. Er vertritt seine Mitglieder in Fragen des Sozialrechts, betreut auch Klageverfahren bis hin zum Bundessozialgericht. Mittlerweile gehören dem VdK fast 1,7 Millionen Mitglieder aller Altersschichten an.

Diesen Verband wollte ich nun aufsuchen und erkundigte mich nach den Sprechzeiten vor Ort. Für jeden Einzelnen ist es leider so, dass viele rat- und hilfesuchende Menschen den Verein aufsuchen, um sich kompetent beraten zu lassen, und man auch ein wenig Glück haben muss, um an die Reihe zu kommen.

Wie ich in Erfahrung bringen konnte, sind die Sprechzeiten der hiesigen Ortsgruppe jeden ersten Mittwoch im Monat, von 14.30 Uhr bis 17.30 Uhr. Da ich, vielleicht auch beruflich bedingt, ein sehr pünktlicher Mensch bin, traf ich schon eine halbe Stunde früher ein, um mich auch ganz sicher beraten zu lassen. Doch es war dem ersten Anschein nach zu spät.

Es saßen etwa 25 Männer und Frauen im Wartebereich, manche sogar mit einer Thermoskanne und Lesestoff „bewaffnet", um die lange Wartezeit zu überbrücken. Hierzu erfuhr ich auch, dass man keinen fest zugesagten Termin machen könne, sondern zu den Sprechstunden so rechtzeitig erscheinen müsse, dass man noch ein Gespräch mit einem Juristen führen kann. Dieses erfuhr ich im Gespräch mit anderen Ratsuchenden, es würden in jeder Sprechstunde höchstens 10 bis 15 Personen aufgerufen. Gleiches wurde auch wenig später von einem freundlichen, ehrenamtlichen Mitarbeiter bekannt gegeben, der die Menschen vorab informierte und betreute.

Dieser freundliche Herr fragte nun in die Runde, wer denn zum ersten Mal da sei; mit mir war es nur noch eine weitere ältere Dame. Da ich noch kein Mitglied war, bekam ich das Aufnahmeformular in die Hand gedrückt und sollte es bitte ausfüllen. Eine Beratung wäre wohl kostenlos, aber je nach Fall, würden weitere Gespräche hilfreich für jeden Einzelnen sein. Da ich schon vorher dazu bereit war, Mitglied des VdK zu werden, war es kein Problem, diesen Antrag auszufüllen. Bei der Abgabe an den Helfer wurde ich aber auf die nächste Sprechstunde vertröstet, zu der ich dann doch etwas früher kommen solle. O. k., komme ich im nächsten Monat schon um 12.30 Uhr, ich wollte diese Beratung unbedingt nutzen.

Zu der nächsten Sprechstunde war ich der Achte in der Reihe, sodass ich die Gewissheit hatte, auch aufgerufen zu werden. Ja, ich kam zu meinem Termin bei einem sehr jungen Juristen während dieser Sprechstunde. Nachdem er nach meiner Mitgliedsnummer beim VdK gefragt hatte, welche ich mittlerweile erhalten hatte, sah er sich meine Unterlagen und die Stellungnahme genauestens an und meinte: „ Herr Baaken, ein Widerspruch lohnt auf jeden Fall. Wenn Sie hier unterschreiben, geben Sie dem VdK die Erlaubnis, Sie bis hin zu einer Gerichtsverhandlung zu vertreten."

So wollte ich es haben. Die ganze Sache würde mich wohl einmalig 80 Euro, zusätzlich zur Jahresgebühr meiner Mitgliedschaft, kosten, doch das war mir egal. 80 Euro, und man hat mit nichts mehr zu tun, alle zuständigen Stellen, die meinen Antrag bearbeiten, würden sich dann ab sofort mit dem VdK auseinandersetzen müssen, diese wiederum würden mich dann informieren. Ich habe ohne zu zögern unterschrieben.

Ich hatte schon von mehreren Bekannten gehört,

dass ein Widerspruch, hinter dem der VdK steht, öfter von Erfolg gekrönt ist, auf jeden Fall besser, als wenn man als „Einzelkämpfer" auftritt. So sah ich in dieser Richtung etwas positiver in meine weitere Zukunft.

Kurz darauf erhielt ich eine Benachrichtigung vom VdK, dass der Widerruf in meinem Namen und zum Gutachten fristgerecht eingereicht wurde, sobald sich die Kreisverwaltung meldet, würde auch ich informiert.

Nun hieß es warten, warten auf einen positiven Bescheid. Ich glaube, ich hatte schon erwähnt, diesen GdB 50 wollte ich unbedingt haben.

Nach nur wenigen Wochen bewahrheitete es sich. Bevor wir einen Prozess anstreben, geben wir dem Baaken doch lieber die 50, die er unbedingt haben wollte. Doch ist es erstaunlich, kaum hat man einen starken Verband an seiner Seite, der auch kein Problem damit hat, die Belange seiner Mitglieder, wenn nötig, auch vor Gericht durchzusetzen, wurde dem Widerspruch relativ schnell stattgegeben. Nachfolgend sehen Sie den Ausweis, den ich unbedingt haben wollte. Ich habe mir erlaubt, einige Angaben zu schwärzen, die nicht relevant sind.

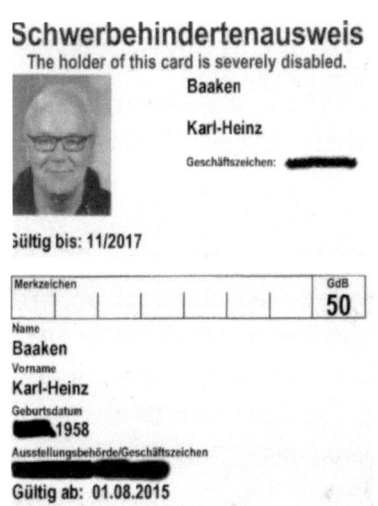

Schwerbehindertenausweis
The holder of this card is severely disabled.

Baaken

Karl-Heinz

Geschäftszeichen: ████████

Gültig bis: 11/2017

Merkzeichen						GdB
						50

Name
Baaken
Vorname
Karl-Heinz
Geburtsdatum
████1958
Ausstellungsbehörde/Geschäftszeichen
████████

Gültig ab: 01.08.2015

Ich kann aus meiner Sicht nur jedem, der in Sachen Behinderung kämpfen muss, empfehlen, Mitglied des VdK zu werden. Es lohnt sich!

Der Weg zurück in die Arbeitswelt

Wie Sie ja mittlerweile wissen, bin ich Beamter bei der Deutschen Bahn AG. Durch meinen Beamtenstatus falle ich nicht in das Krankengeld und hatte und habe somit eine große Sorge weniger. Ich habe, besonders während meiner REHA, Menschen kennengelernt, die kaum noch an ihre Krankheit dachten, sondern aus finanzieller Hinsicht kaum noch schlafen konnten, da die Lohnfortzahlung mittlerweile zu Ende war. Dieses konnte bei mir, Gott sei Dank, nicht geschehen. Ich war und bin, dadurch dass ich Beamter auf Lebenszeit bin, abgesichert.

Doch nun, nach fast einem Jahr, bekam ich die Nachricht, dass ich mich beim Bahnarzt vorzustellen hätte. Nach dessen Gutachten würde über meinen weiteren Weg bei der Bahn entschieden. Ohne großen Druck, was sollte mir schon passieren, machte ich mich, mit sämtlichen Unterlagen die ich während der gesamten Krankheitsdauer erhalten hatte, auf dem Weg. Dort traf ich auf Frau Doktor W.

Es steht mir nicht zu, die Kompetenz eines Arztes anzuzweifeln, doch diese Begegnung und „Untersuchung" verdient es, erwähnt zu werden. Die Ärztin bat mich in ihr Sprechzimmer, und gleich bei einem ihrer ersten Sätze zweifelte sie meinen Krankheitsverlauf, meinen Schlaganfall an. Sie hätte in ihrer gesamten Laufbahn als Arzt noch nie jemanden gesehen, der „so gut konnte", nachdem er einen SA erlitten hatte. Ich muss sie wohl sehr konsterniert angesehen haben, denn ihr nächster Satz war: „Nun, Herr Baaken, was sagen Sie dazu?" Wie jetzt? Was soll ich denn dazu sagen? Ich war froh und dankbar, dass es mir körperlich so gut ging, und dann kommt so ein Satz von einer „Ärztin". Auf meinen Hinweis, ich hätte doch alle relevanten Unterlagen mitgebracht, und außerdem hätte ich angenommen, ich würde nun untersucht werden, kam der zweite Hammer. „Gut, dass Sie alle Papiere mitgebracht haben, ansonsten würde ich annehmen, Sie simulieren."

Wie jetzt, simulieren? Alle meine sämtlichen Unterlagen sagten doch wohl etwas anderes aus. Krankenhausbericht mit der Diagnose, REHA-Entlassungsbericht, ein Brief meines Neurologen.

Ich war sprachlos, und das hatte nichts damit zu tun, dass ich noch ab und zu Wortfindungsstörungen hatte. Das Einzige, was ich noch erwidern konnte, war: „Und was ist mit der Untersuchung, zu der ich heute geladen worden bin?"

Daraufhin wurde mein Blutdruck gemessen, und ich musste einmal mit ausgestreckten Armen durch das Sprechzimmer laufen, das war alles! Sie machte sich einige Notizen und bemerkte, „keine neurologischen Defizite, Blutdruck mit 132/85 und einem Puls von 53 alles im Normbereich. Herr Baaken, meiner Ansicht nach sind Sie ohne Einschränkungen ab sofort wieder dienstfähig." Weder hatte sie meine Unterlagen gewissenhaft gelesen noch eine vernünftige Untersuchung durchgeführt. Nein, mit dieser Diagnose war ich nicht einverstanden. Doch es kam noch schlimmer. Auf ihre Abschlussfrage, wann ich denn gedenke, meinen Dienst wieder aufzunehmen, erwiderte ich, auch wie es meine Ärzte geraten hatten, ab August 2015. Aber ich könnte meiner Meinung nicht wieder in den Service-Dienst zurück. „Das entscheide immer noch ich", bekam ich die lapidare Antwort von ihr. „Und übrigens, im August sind Sie länger als ein Jahr im Krankenstand, dann kann man Sie in den Zwangsruhestand schicken." In meinem Fall würde sie das in ihrer abschließenden Stellungnahme zu meiner Person auch befürworten, und ihres Wissens würde sich die Bahn auch daran halten. Ich könnte natürlich Widerspruch einlegen, bis zum Klageweg, aber erst einmal würde die Zurruhesetzung erfolgen. Ich war wie vor den Kopf geschlagen, diese „Untersuchung", diese „Ärztin" sollte über mein weiteres Berufsleben so ohne Weiteres entscheiden?

„Frau Doktor, ich würde mich jetzt gerne verab-
schieden und den Betriebsrat informieren bzw.
einschalten, ich verlange eine zweite, und vor allen
Dingen gründliche Untersuchung, außerdem
möchte ich, dass meine Unterlagen sorgfältig ge-
prüft werden."

Man war ich mutig. Mein Blutdruck, mein Puls war
wohl gefühlt auf 180, aber so ging es doch wirklich
nicht. Da kommt diese Halbgöttin in Weiß, blättert
kurz und gelangweilt in meinen Unterlagen, misst
kurz meinen Blutdruck und entscheidet dann über
meinen beruflichen Wiedereinstig? Nein, damit
war ich nicht einverstanden. „Es ist Ihre eigene
Entscheidung, Herr Baaken, die Untersuchung ist
beendet, alles Weitere sehen Sie dann in meiner
Stellungnahme."

Ein wenig mulmig war mir jetzt doch, aber ich hatte mich entschieden, diesen Weg zu gehen. So
ganz hilflos wie vor knapp einem Jahr war ich nun
ja nicht mehr.

Wieder zu Hause, habe ich sofort den Betriebsrat
kontaktiert. Die Kollegin glaubte kaum, was ich ihr
von meinem Termin und der Untersuchung erzählte. Auf jeden Fall würden sie sich der Sache annehmen und mich zeitnah über weitere Vorge-
hensweisen informieren.

Nun blieb mir nichts anderes übrig, als zu warten. Auf den Bericht der Ärztin, auf den Betriebsrat und seine Bemühungen um meine Person.

Es ging sehr schnell. Ich wurde von der Kollegenvertretung informiert, ob ich in der nächsten Woche mit einer neuerlichen Untersuchung bei einem anderen Vertrauensarzt einverstanden wäre. Außerdem würde mich ein Kollege des Betriebsrates begleiten, um sich „die Sache" einmal persönlich anzuschauen.

Jetzt ging es in Begleitung zum neuerlichen Arzttermin. Wir wurden von einem anderen Arzt empfangen, welcher sehr freundlich war. Ich erklärte ihm, dass der Kollege vom Betriebsrat auf meinen Wunsch hin anwesend sei, und ich ihn, den Arzt, von der Schweigepflicht entbinden würde, sollten krankheitsrelevante Details zur Sprache kommen. Die erste Frage des Bahnarztes war: „Herr Baaken, wollen Sie ihren Dienst wieder aufnehmen?" Natürlich wollte ich das und sagte es ihm. „ Nach gründlicher Durchsicht Ihrer Unterlagen stelle ich nun fest, was Sie noch können und wozu Sie nicht mehr in der Lage sind, ist das für Sie in Ordnung?" Und ob das o. k. für mich war. Denn weiter wurde mir erläutert, dass man hier keine neurologischen oder andere umfassende Untersuchungen durchführen könnte und man sich ganz auf die Stellung-

nahmen und Berichte der behandelnden Kollegen
verlassen würde. Nun, das hörte sich doch ganz
anders an als beim ersten Besuch. Auf meine Frage
dahingehend wurde mir gesagt, dass er grundsätzlich nicht über die Arbeit seiner Kollegen bzw. Kolleginnen sprechen könne. Eine Aussage, mit der
ich sehr gut leben konnte.

Mittlerweile gehöre ich nicht mehr zur DB Station
& Service AG, sondern bin versetzt zum DB JobSer-
vice, wo ich weiterhin, im Rahmen meiner Möglichkeiten, Dienst tue.
Der Dienst dort gehört meiner Meinung nach nicht
mehr in dieses Buch, das ja bekanntlich von meinem Schlaganfall und dessen Folgen handelt.

Wie ging es weiter?

Nachdem meine berufliche Zukunft nun geklärt,
ich aber noch nicht im Dienst war, hielt ich mich zu
Hause mit Schwimmen und meinem Heimtrainer
so gut wie möglich fit. Doch suchte ich weiterhin
nach anderen Behandlungsmethoden, die mein
Leben erleichtern sollten. Ein Professor im Fachbe-
reich Neurologie, der Praxisräume in meiner Hei-
matstadt hatte, bot unter anderem die Behandlung von Schlaganfallpatienten in seiner Privatpra-
xis an. Es wurde besonders die Behandlung von
Angstzuständen hervorgehoben.
Wieder ein Zweig, an den ich mich klammerte.
Dort stellte ich mich vor, und nach eingehender,
sorgfältiger Untersuchung, die ich schon mehrfach
erklärt habe, bot er mir die „Hochton-Therapie"
an. Von dieser Therapie hatte ich noch nie gehört.
„In meine Praxisräume kommt 2 x in der Woche
ein Therapeut, der dieses anbietet", er selbst sei
überzeugt von der Wirkung. Ich erbat mir ein paar
Tage Bedenkzeit, weil ich, natürlich auch im Internet, Erkundigungen einholen wollte. Dort wurde
ich fündig und möchte auch Ihnen diese Therapie,
ohne sie zu bewerben, vorstellen.

Die hochfrequente Muskelstimulation, auch Hochtontherapie genannt, ist ein Behandlungsverfahren aus dem Bereich der Elektrotherapie. Im Gegensatz zur klassischen Elektrotherapie werden bei der hochfrequenten Muskelstimulation elektrische Wechselfelder im Frequenzbereich von etwa 4 bis 30 Kilohertz eingesetzt. Außerdem werden die Stromstärke und die Frequenz gleichzeitig moduliert. Als Hauptindikationen der Methode werden Rückenschmerzen, degenerative Gelenkerkrankungen (hier insbesondere: Kniearthrose), diabetische Polyneuropathie, Migräne und Kopfschmerzen, Wundheilung und Ödembehandlung angegeben. Die Wirksamkeit des Verfahrens ist bisher nicht nachgewiesen.

Die hochfrequente Muskelstimulation wurde von dem deutschen Neurologen und Psychiater Hans-Ulrich May patentiert. Sie wurde experimentell zur Behandlung der diabetischen Polyneuropathie eingesetzt. In einer Pilotstudie des Deutschen Diabetes-Zentrums Düsseldorf an insgesamt 41 Probanden mit Diabetes Typ 1 und 2 wurde eine positive Wirkung der hochfrequenten Muskelstimulation bei der symptomatischen Behandlung der Krankheit vermutet. Dabei berichteten 16 von 20 Probanden von einer deutlichen subjektiven Verbesserung der Symptome nach der hochfrequenten

Muskelstimulation. In der Kontrollgruppe, die mit transkutaner elektrischer Nervenstimulation (TENS) behandelt wurde, gaben 7 von 21 Probanden an, dass die Symptome deutlich zurückgegangen seien, was statistisch nicht signifikant ist. Allerdings traten die Beschwerden bei beiden Behandlungen nach einigen Tagen erneut auf, sodass eine dauerhafte Behandlung nötig erscheint. Bei einer weiteren klinischen Studie, die im Universitätsklinikum Heidelberg durchgeführt wurde, berichteten 13 von 20 Patienten von einer subjektiven Verbesserung der Symptome. Allerdings wurde bei dieser Studie keine Kontrollgruppe untersucht, womit diese Studie nur einen geringen Aussagewert hat. Um die Beschwerden dauerhaft zu lindern, sollte – so die Befürworter der Methode – die Therapie dreimal pro Woche für 30 Minuten angewendet werden. Ansonsten würden die Beschwerden wieder zurückkehren. Trotz nicht dargelegter Wirksamkeit bieten rund 400 Mediziner bundesweit, sowie fünf diabetologische Schwerpunktkliniken, die Behandlung an. Die Kosten der hochfrequenten Muskelstimulation werden von den Krankenkassen nicht übernommen.
Quelle: Wikipedia

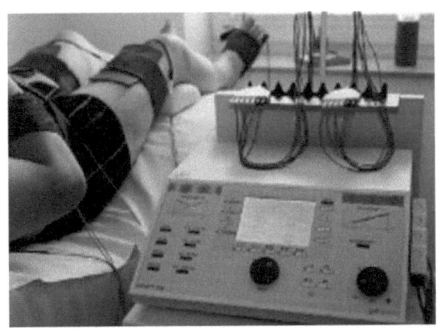

Jeder, der einen Schlaganfall erlitten hat oder unter den Nachwirkungen leidet, klammert sich an vieles, was einem angeboten wird. So nahm ich das Angebot an und stellte mich zur ersten Sitzung beim Therapeuten vor. Es war eine ruhige Atmosphäre in diesem Behandlungsraum, und mir wurde das Verfahren genau erklärt. Ich müsste mit einer Dauer von ca. 45 bis 50 Minuten pro Sitzung rechnen, und eine körperliche und geistige Verbesserung würde nach ungefähr 6 bis 8 Sitzungen erreicht werden. Eine bequeme Liege erwartete mich, Kontakte wurden an meinen Füßen, Oberschenkeln und Handgelenken befestigt und mit einem Gerät verbunden. Nun wurde dieses eingeschaltet und ich sollte ihm sagen, wenn ich etwas bemerken würde. Ich spürte ein nicht unangenehmes Kribbeln an Händen und Füßen, was ich dem Therapeuten auch mitteilte. Er justierte die Stärke nach unten, setzte mir noch eine Brille für die gleichzeitig stattfindende Lichttherapie und einen Kopfhörer auf. Über diesem würde gleich Entspannungsmusik zu hören sein. Mit dieser Musik war ich wirklich entspannt, ich schlief ein.

Wie gesagt, unangenehm war die Behandlung nicht, doch eine Verbesserung spürte ich auch nach der dritten Behandlung nicht. Außerdem waren die Kosten nicht so, dass man nur ein Taschengeld bezahlte. Ich brach diese Therapie nach der dritten Behandlung ab. Ob sie mir gutgetan hat? Ich kann es nicht sagen. Da sie wohl mehr für Schmerzpatienten gedacht ist, war sie für mich wohl nicht die richtige Therapie. Ein Zweig, an den ich mich kurzzeitig klammerte, doch der sich in meinen Augen als morscher Ast entpuppte.

Ob ich das Hochton-Verfahren jemandem empfehlen kann? Ich kann und möchte es nicht beurteilen. Wer es ausprobieren möchte, kann sich bei seinen Ärzten gerne nach der „Hochton-Therapie" erkundigen.

Da ich immer noch nicht beruflich aktiv war und mir zu Hause mittlerweile die Decke auf den Kopf fiel, wollte und musste ich mich weiter umsehen, was für mich gut und richtig war. Sollte ich mich nach einem Nebenjob zu Hause, Arbeiten am Computer, umsehen? Ähnliches hatte ich mehrere Jahre bereits für einen Fußball-Fanshop gemacht, doch diese Jobs sind dünn gesät und man findet sie nicht an jeder Ecke. Doch irgendetwas musste ich tun, sonst würde ich noch depressiv werden, denn „nur Sport" war es nun auch nicht, was mich ausfüllte.

Ich studierte die Zeitungen und stieß auf eine Anzeige der Caritas. Es würden ehrenamtliche Helfer für Flüchtlinge gesucht. Sollte ich mich dort einmal melden? Würde ich mich körperlich und vor allem geistig dazu in der Lage fühlen? Doch ich hatte so vieles schon erreicht, ich würde es versuchen. Nach einem Anruf dort wurde ich zu einem Gespräch gebeten. Die zuständige Leiterin fragte nach, ob ich Interesse hätte, Unterricht in der deutschen Sprache zu geben? Auf meinen Einwand hin, dass ich keinerlei pädagogische Kenntnisse besitze, wurde mir gesagt, dass ich „nur" Hilfestellung" beim Erlernen unserer Sprache geben solle. Ich sagte zu und sollte mich schon am nächsten Mittwoch in der Flüchtlingsunterkunft melden. Bevor Sie nun das Buch zur Seite legen, es soll und wird kein Buch über Asylsuchende in Deutschland werden. Ich möchte nur aufzeigen, dass man nicht zu Hause sitzen und die Decke und Wände anstarren sollte. Nein, nach draußen in das Leben, wir gehören immer noch dazu.

Am nächsten Mittwoch fand ich mich um 12.00 Uhr in der Unterkunft ein. Ein wenig Sorge hatte ich wegen meiner Wortfindungsstörungen schon noch, doch das sollte sich schnell legen. Ich traf dort auf interessierte, engagierte Menschen, die die deutsche Sprache lernen wollten. Außerdem lernte ich Eva kennen, die mit mir den Unterricht gestalten sollte. Wir beide hatten sofort einen guten Draht zueinander und ergänzten uns während der Unterrichtsstunden ideal.
Zu Eva darf ich sagen, sie ist im Hauptberuf Lektorin und hat Teile dieses Buches vor der Veröffentlichung bereits gelesen und mir einige Tipps und Hilfen gegeben.
Danke, liebe Eva.

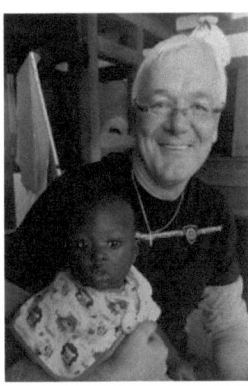

Mein jüngster Schüler

Für mich war es sehr gut, dass viele der Asylsu-
chenden noch kein Deutsch, dafür aber ein wenig
Englisch sprachen. So konnte ich meine Englisch-
kenntnisse auch ein wenig auffrischen, mein Gehirn war gefordert.
Mittlerweile habe ich, beruflich bedingt, diese Tä-
tigkeit leider aufgeben müssen. Ich habe während
der ganzen Zeit keine negativen Erfahrungen mit
diesen Menschen gemacht.
Es sind Menschen wie du und ich. Menschen, oft
mit einem anderen Glauben, einer anderen Sprache, doch es sind Menschen.

Immer wieder diese Angst

Schon des Öfteren habe ich die Angst, meine Angst, in diesem Buch erwähnt, nun möchte ich näher darauf eingehen.

Bisher fiel mir das Schreiben auf allen Seiten relativ leicht, doch nun stocke ich ein wenig. Es fällt mir nicht schwer, über meinen Schlaganfall zu berichten, doch der Angst, die einen in bestimmten Momenten auffrisst, die man nicht greifen kann, und die einem doch dumpf und drohend im Nacken sitzt, der Angst, die einen nachts nicht schlafen lässt: dieser Angst werde ich mich nun stellen. Vielleicht kann ich nach Abschluss des Buches, oder aber nach Beendigung dieses Kapitels, besser damit umgehen.

Was ist eigentlich Angst?

Angst ist ein Grundgefühl, welches sich in als bedrohlich empfundenen Situationen als Besorgnis und unlustbetonte Erregung äußert. Auslöser können dabei erwartete Bedrohungen etwa der körperlichen Unversehrtheit, der Selbstachtung oder des Selbstbildes sein. Krankhaft übersteigerte Angst wird als Angststörung bezeichnet. Angststö-

rungen ist ein Sammelbegriff für psychische Störungen, die gekennzeichnet sind durch exzessive, übertriebene Angstreaktionen beim Fehlen von einer akuten äußeren Gefahr oder Bedrohung. Typisch ist dabei eine diffuse, nicht fassbare, unspezifische Angst oder eine konkrete Furcht („Phobie") vor einem Objekt oder einer Situation.
Quelle: Wikipedia

Am Anfang meiner REHA-Maßnahmen sagte ein Psychologe zu mir: „Jeder, der einen Schlaganfall erlitten hat, hat Angst." Es wäre die Angst vor einer Wiederholung. Damals habe ich es vehement verneint, denn zur damaligen Zeit hatte ich gar keine Zeit Angst zu haben. Mittlerweile weiß ich, dass es anders ist. Dieses Gefühl kommt irgendwann bei jedem. Ob der Schlaganfall, wie bei mir, glimpflich ausgegangen ist, oder bei anderen, welche dauerhaft körperlich und geistig eingeschränkt sind.

Es ist ein Gefühl der Unsicherheit, der Hilflosigkeit. Man kann mit vertrauten Menschen darüber reden, die einen trösten können, doch helfen muss man sich selbst, am besten mit einem Arzt oder Psychologen, zu dem man Vertrauen hat.
Doch wie machte sich meine Angst zum ersten Mal bemerkbar?
Ich glaube im Nachhinein, es war beim Spaziergang

mit meiner Frau während meiner REHA. Dort empfand ich ein Gefühl der Hilflosigkeit, diese Schwäche meines Körpers, eine Schwäche, die ich ver-
achtete. Ich nahm die Hilfe meiner Frau an, wo
aber doch ich immer der körperlich Stärkere gewesen war. Gleichzeitig kam die Furcht vor einem
neuerlichen Schlaganfall, war es mir damals nicht
ähnlich ergangen? Nein, diesmal war es anders. Ich
konnte immer noch klar denken, meine Bewegungen waren wohl schwach aber koordiniert. Wo von
einem auf den anderen Augenblick kommt diese
Schwäche her? War doch fit wie seit Langem nicht
mehr. Aber ich dachte auch: „Wenn es dich jetzt
wieder erwischt …" Es waren die kleinen Momente, welche einen großen Selbstzweifel in mir aus-
lösten. Bei diesem Erlebnis setzte sich die Angst
noch nicht in mir fest, doch die Abstände wurden
kürzer, sie kamen immer öfter, sie blieben.

Während meiner Arbeit konnte ich im Sommer
plötzlich auch nichts mehr sehen, fast wäre mir
meine Flasche Wasser, aus der ich trinken wollte,
heruntergefallen. Schaffte es so eben noch zu einer Bank auf dem Bahnsteig, auf der ich ein wenig
zur Ruhe kam. Immer wieder diese plötzlichen
Aussetzer, ich sprach leise vor mich hin: „Heute ist
ein schöner Tag." Irgendwo hatte ich gelesen:
Wenn man diesen Satz nicht mehr klar und deutlich aussprechen könnte, kann dies schon auf ei-

nen Schlaganfall oder TIA hindeuten. Sollte ich fremde Menschen ansprechen und fragen: „Können Sie mich klar und deutlich verstehen?" Stellen Sie es sich einmal bildlich vor: Da steht Ihnen ein Mensch gegenüber, sagt diesen besagten Satz und fragt Sie dann. Der erste Gedanke wäre wohl bei fast jedem: „Geht´s noch? Besoffen oder was?"

Dazu möchte ich noch einmal kurz auf meinen Klinikaufenthalt zurückkommen. Einer meiner Mitpatienten hat es so ähnlich erlebt. Er bekam seinen Schlaganfall kurz nach seinem Feierabend, inmitten eines Biergartens. Er hatte noch kein Glas getrunken, als es „losging". Lallende, verwaschene Aussprache, unsicherer Gang, und das in einem Biergarten. Sie können sich vorstellen wie die Gäste dort reagiert haben. Zum Glück für ihn saß ein Medizinstudent am Nebentisch, der richtig reagierte und dafür sorgte, dass ein Rettungswagen gerufen wurde.

Leider ist es so. Sollte jemand in der Öffentlichkeit einen Schlaganfall erleiden, hat er meiner Meinung nach „ganz schlechte Karten". Durch die bedingte Hilflosigkeit und oft lallende Aussprache muss man Glück haben, auf jemanden zu treffen, der diese Symptome richtig deutet.

Sollte ich jetzt mit meinen Angstzuständen doch einen Psychologen aufsuchen? Bisher hatte ich ja keine guten Erfahrungen gemacht. Natürlich gebe ich mir selbst auch die Schuld. Wie soll einem geholfen werden, wenn man sehr wenig von sich erzählt und preisgibt. Ich weiß nicht, wie es Ihnen geht, doch zu meiner Person kann man sagen: „Der Mensch ist ein Gewohnheitstier." Ich schob in dieser Sache alles vor mir her. Ging es mir gut, so sagte ich mir: „Siehste, mach nicht alle so fertig, ist doch alles gut." Doch nichts war gut, die Angst fraß sich Schritt für Schritt immer weiter in mich hinein.

Schlafstörungen stellten sich schleichend ein, Nacht für Nacht wurde ich nach 1–2 Stunden wach und saß dann grübelnd auf der Bettkante. Ich machte den Fehler nichts davon zu erzählen: Wird schon wieder, schaffst du. Für die Nachtruhe, für „mal wieder durchschlafen" ein paar pflanzliche, rezeptfreie Tabletten besorgt. Es funktionierte, ich schlief mal wieder an einem Stück durch. Gleichzeitig aber hatte ich Angst vor einem Gewöhnungseffekt, auch wenn die Werbung versprach, dass dieser nicht einsetzen würde. Auch die Sorge: Vertragen sich diese Tabletten mit meinen anderen Medikamenten? Ein Teufelskreis, einerseits brachten sie mir den Schlaf, auf der anderen Seite hatte ich doch Angst, sie zu nehmen. Ich entschied: Weg mit den Dingern. Auch diesen Selbstversuch behielt ich für mich, stand ich doch noch immer mit meiner „Du schaffst das alleine"-Mentalität da.

Doch sobald ich viel zu tun hatte, ich musste beruflich bedingt auf einen 6-wöchigen Lehrgang, dachte ich nicht an Angst und Panikattacken. Auf diesem Lehrgang war ich ausgeglichen, mein Blutdruck, den ich regelmäßig kontrollierte, war in Ordnung, es ging mir gut.

Kaum wieder zu Hause, der Alltag hatte mich wieder, begannen die Grübeleien, das Nachdenken, das zu überhaupt nichts führte, wieder die Regie in meinem Kopf zu übernehmen.

Immer wieder bemerkte ich, dass ich mit meinen Händen spielte, sie auch zu Fäusten ballte, ob die Koordination noch bei beiden Händen gleich und die Kraft noch da war. Ich betrachtete mich im Spiegel: Hing da nicht mein Mundwinkel wieder ein wenig schief? Wie hatte der letzte Psychologe gesagt? „Herr Baaken, Sie hatten eine todesnahe Erkrankung. Die Gedanken daran werden sich frühestens in zwei Jahren verlieren." Verzeihen Sie das Wort, aber diese Aussage war einfach nur „Scheiße". Es wurde nichts besser, es wurde von Tag zu Tag schlimmer. Ich konnte dieses Gefühl noch nicht einmal konkret beschreiben. Wovor hatte ich denn Angst? War es die Angst vor einem neuen Schlaganfall, welcher mich dann bestimmt schlimmer erwischen würde? Ich wusste es nicht.

Doch was ich wusste und an mir bemerkte: Ich wurde depressiver und hatte keine richtige Freude mehr am Leben. Selbst kleine Dinge, die mir oft ein Lächeln entlockten, mir war alles egal. Wenn nahestehende Menschen mich fragten: „Wie geht es dir?", ich habe immer mit „gut" geantwortet. Was sollte ich auch anderes sagen, da ich doch selbst nicht wusste, was mit mir los ist. Alles, was ich in der REHA gelernt und dort auch gut umgesetzt hatte, nichts mehr davon war vorhanden.

Kleinste körperliche Probleme, und sei es nur z. B. ein Muskelkater, brachte ich mit einem Schlaganfall in Verbindung. Ich wusste, bei mir hatte ein Thrombus, der nach Meinung der Ärzte wohl vom Herzen gekommen war, den ganzen Mist ausgelöst. Stand ich kurz vor einem Herzinfarkt?

Eines Nachts, wieder einmal saß ich schweißgebadet am Rande meines Bettes, wurde auch meine Frau wach. „Was ist los mit dir?", fragte sie mit verschlafenen Augen. Ich konnte ihr keine vernünftige Antwort geben. Nicht, weil ich nicht in der Lage war, mich klar und verständlich auszudrücken, sondern weil ich es einfach nicht wusste. Meine lapidare Antwort: „Mir geht´s nicht besonders."

Erst mal nach unten, in die Küche, dort, wo alles begann. Eine Flasche Wasser getrunken und versucht mich zu beruhigen.

„Morgen früh gehst du sofort zum Hausarzt. So geht es nicht mehr weiter. Meinst du, ich bemerke nicht, dass es dir nicht gut geht?"

Und wieder einmal ab zu meinem Arzt. Ich schilderte ihm, was mir fehlte, eigentlich konnte ich es ihm gar nicht erklären, also sprach ich von meiner Angst vor einem neuerlichen, einem zweiten Schlaganfall. „Wie kommen Sie zu dieser Meinung?", fragte er mich. Meine wirklich dumme und alles andere als aussagekräftige Antwort: „Ich weiß auch nicht." Kein Arzt hätte mit dieser Antwort etwas anfangen können. Mein Blutdruck wurde gemessen, wie so oft im absoluten Normbereich von 125/83, und ein EKG wurde gemacht. Auch dieses zeigte keine Auffälligkeiten. Außerdem wurde mir ein Langzeit-EKG umgehängt und für den nächsten Tag ein Belastungs-EKG angeordnet. Schon während meines Besuches beim Arzt wurde ich ruhiger und meine Angst, die mir sonst permanent im Nacken saß, wurde weniger. Aber ich konnte doch nicht immer wieder zum Arzt rennen. Ich konnte es nie richtig erklären, und wie es den Anschein hatte, fehlte mir auch nichts. Irgendwann wird mir bestimmt nicht mehr geglaubt, und die Bahnärztin würde mit dem „Simulanten" recht behalten.

Der nächste Tag, der nächste Arztbesuch. Die Langzeitmessung hatte nichts erbracht, was Anlass zur Sorge hätte geben können. Also auf zum Belastungs-EKG. Ein Heimtrainer, ähnlich wie den, welchen ich zu Hause habe, erwartete mich. Im Ruhezustand wurden mein Blutdruck und mein Puls gemessen, danach durfte ich bei einem geringen Widerstand treten. Anschließend wurde die Schwierigkeit erhöht, danach wieder Puls und Blutdruck gemessen.

Was soll ich sagen? Alles im grünen Bereich.
Also war bei mir doch alles in Ordnung. Herz, Kreislauf, Blutdruck und Puls, und trotzdem hatte ich ein bedrohliches Gefühl, dass mir bald „etwas passieren würde". Bei dem abschließenden Gespräch mit dem Arzt sprach ich ihn auch auf meine Schwindelanfälle an, welche immer noch da sind. Er empfahl mir den „Schellong-Test" im Krankenhaus ausführen zu lassen. Ich klammerte mich an alles, also würde ich diesen Test machen lassen.

Der Schellong-Test oder die Kipptischunter-suchung

Für alle Interessierten möchte ich dieses Verfahren kurz vorstellen.

Man liegt für etwa 5–10 Minuten horizontal auf einem speziellen Untersuchungstisch, während minütlich Puls und Herzfrequenz gemessen werden.

Danach wird der Tisch in eine Position von ca. 80 Grad aufgerichtet. Während 30 Minuten werden wiederum laufend Pulsfrequenz und Blutdruck gemessen. Wenn es nach Ablauf dieser Zeitdauer nicht zum Auftreten von Pulsverlangsamung und/oder Blutdruckabfall gekommen ist, wird über eine Infusion ein spezielles Medikament einge-spritzt. Dieses Medikament (Isoproterenol = Kate-cholamin) soll über eine Erweiterung der Blutgefä-ße einen Blutdruckabfall provozieren.

Wenn auch nach Infusion dieses Medikamentes innerhalb 30 Minuten keine Reaktion des Kreislau-fes erfolgt, gilt der Test als negativ (= normale = gesunde Reaktion).

Zu dieser Untersuchung habe ich mich im hiesigen Krankenhaus angemeldet. Ich war von Anfang an ein wenig skeptisch, denn auch ich hatte gelesen, dass man eventuell ein Medikament gespritzt bekommt, welches eine Erweiterung der Blutgefäße auslösen würde. Ob das so gut für meine Halsarterie wäre?

Mit sämtlichen Unterlagen stellte ich mich dort vor, es war das gleiche Krankenhaus, in das ich mit meinem Schlaganfall aufgenommen wurde. Somit kannten sie den gesamten Verlauf meiner Krankheit. Aufgrund der hochgradigen Verengung bzw. dem Verschluss einer meiner Halsarterien und den vorliegenden Berichten meines Hausarztes, hier die Werte des EKG bzw. der Langzeitmessung, wurde mir von der Durchführung abgeraten, das Risiko sei zu hoch.

Und wieder einmal Pech gehabt. Erst die nicht gewährte Operation, um den Verschluss zu entfernen, jetzt auch noch ein einfacher Test, der nicht durchgeführt wird. Betrübt machte ich mich auf dem Weg nach Hause, wo ich in Tränen ausbrach. Es waren Tränen der Hilflosigkeit, Tränen des Frustes und auch Tränen der Angst: Was wird aus mir, wie wird es weitergehen? Viele von Ihnen werden sich jetzt oder auch schon früher fragen: „Was will er denn? Soll doch froh sein, dass es ihm so gut geht. Andere sind bedeutend schlimmer dran."

Auch zu Hause bekam ich es, wenn mich das heulende Elend packte, des Öfteren zu hören, sicher in guter Absicht, doch zum damaligen Zeitpunkt interessierte mich kein anderer, mich hatte es doch erwischt, mir ging es schlecht.

Mehr und mehr wurde ich schweigsamer und nachdenklicher über mein Schicksal. Ich, der das Leben so sehr geliebt hat, der gemacht und getan hat, sollte sich „einfach so", von heute auf morgen, damit abfinden, dass „danach alles anders ist"?

Ich vernachlässigte meinen Sport, obwohl ich doch gesund leben wollte und musste, nahm an Gewicht zu, aufgrund einer ungesunden Ernährung, hier eine Schokolade, hier ein paar Chips. Wozu ich mich noch durchringen konnte, waren meine Arztbesuche. Ob Neurologe oder Hausarzt, immer bekam ich zu hören: „Es sieht sehr gut aus, Herr Baaken." In diesen Momenten war ich eine kurze Zeit beruhigt und mir ging es gut.

Irgendwann war ich es leid. Ich beschloss, mich selbst aus dem Loch zu ziehen, in dem ich festsaß. Bisher hatte ich alle meine Probleme selbst geregelt, da werde ich doch wohl eine Lösung finden, um aus diesem Teufelskreis zu entfliehen.

Meine sportlichen Aktivitäten, bei denen ich so geschlampt hatte, ich nahm sie wieder auf. Süßigkeiten wurden in den hintersten Schränken verbannt und nicht mehr angerührt,

Ich versuchte meine Gedanken in die richtigen Bahnen zu lenken und vernünftig darüber nachzudenken, wovor ich überhaupt Angst hatte.

Ja, ich hatte Angst vor einem zweiten Schlaganfall, obwohl keine Vorzeichen vorhanden waren. Das war die eigentliche Angst, die mich beschäftigte. Eine nicht greifbare Angst und Sorge, die mir dumpf im Nacken hing.

Ich konnte und kann es auch heute noch nicht richtig beschreiben, woher dieses Gefühl kam und in mir etwas auslöste, was mich dazu bewog, fast immer darüber nachzudenken und zu grübeln. Ich kam zu dem Schluss, dass alles andere, meine Unzufriedenheit, mein erster Schritt hin zur Depression, andere Gründe haben müsste. Es schreibt sich jetzt leicht, ich kam zu der Erkenntnis, dass ich momentan mit der Gesamtsituation, mit meinem ganzen Leben, unzufrieden war und ich damit überhaupt nicht umgehen konnte.

Kurzes Intermezzo am Rande

Momentan fällt es mir schwer, weiterzuschreiben. Bisher ging es sehr schnell, doch beim „Angstkapitel" habe ich das Gefühl, dass sich da drohend wieder etwas anschleicht.

Doch jetzt, nach einer Schreibpause von einer Woche, geht es weiter.

Unser Urlaub stand bevor. Es war endlich mal wieder Türkei geplant, einfach mal ausspannen, relaxen, einfach mal wieder zu sich selbst finden. In den letzten Jahren war das hier unser Ziel:

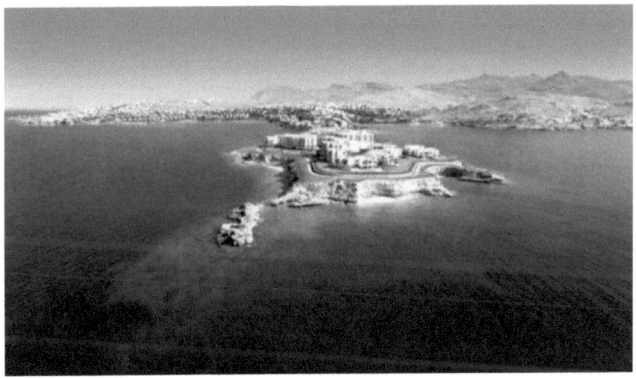

Und in dieses Hotel wollten wir eigentlich auch dieses Jahr.
Doch meine Angst vor dem Fliegen war zu groß, obwohl alle Ärzte „grünes Licht" gegeben hatten, meine Furcht war zu groß.

Ein Gedanke hatte sich förmlich festgesetzt: „Was passiert im Flugzeug, wenn wieder ein Schlaganfall kommt?" Auf dem Weg in die Türkei, und dann in Rumänien notlanden? Die Fragen einer besorgten Flugbegleiterin hören: „Geht es Ihnen nicht gut? Was ist mit Ihrem Mann? Soll ich ein Glas Wasser besorgen?" Ich weiß, die letzten Sätze waren wohl Sarkasmus pur, doch Ähnliches ging mir damals durch den Kopf.

Mich könnte auch ein zweiter Schlaganfall zu Hause, wenn ich alleine bin, treffen. Dann ist keiner da, der reagiert. Doch diese Angst vor dem Fliegen, wieder mal Angst, hatte sich so in mir festgesetzt, dass es mir unmöglich erschien, in ein Flugzeug zu steigen.

Meine Frau hatte Verständnis, wieder einmal, und so ging es in diesem Jahr mit dem Zug zum Gardasee. Ich möchte Sie jetzt nicht langweilen mit einem Bericht über die Zugfahrt vom Niederrhein bis zum Gardasee. Wer es erleben möchte, sollte es sich selbst einmal antun. Auch werden viele jetzt bestimmt sagen, und so hörten wir es auch im Freundes- und Bekanntenkreis, „wie schön es dort sei". Ist es auch, aber es ist einfach nicht „unser Urlaub".

Wieder zu Hause ging es mir besser, doch diese Ungewissheit saß mir doch noch im Nacken. Ich wusste, es wird nie mehr so sein, wie es war, und doch wollte ich es.

… und schon wieder Krankenhaus

Wie ich schon erwähnte, nach diesem Urlaub ging es mir ein wenig besser und ich konnte auch wieder lachen und unbeschwerter in meine Zukunft schauen.

Es stand ein Besuch beim Hausarzt an. Nicht wegen Sorgen um mein Herz, Angst vor einem Schlag, sondern Schmerzen im Unterarm, welche mir aber soweit keine Sorgen bereiteten, er sollte sich es einfach nur mal anschauen. Das Problem war, mein Arzt hatte Urlaub. Also rief ich bei der Vertretung, die Adresse war an der Praxis angeschlagen, wegen einem Termin an. Dort beim Doktor, er empfahl mir ein paar Übungen für meinen Arm, wurde ich von ihm, da er mich nicht kannte, nach meinen Vorerkrankungen gefragt. Nachdem ich ihm von meinem Schlaganfall berichtete, war mein Arm nur noch zweitrangig. Ich musste wieder die schon bekannten Übungen durchführen und mein Blutdruck wurde gemessen. Dieser war während der Übungen und dem hektischen Gebaren des Arztes, nachdem er Schlaganfall gehört hatte, schon gefühlt sehr hoch gegangen.

Treffer, ich hatte es schon vermutet, genau weiß ich die Werte nicht mehr, aber sie waren definitiv viel zu hoch. „Herr Baaken, sind Sie mit dem Auto hier? Ich rate Ihnen dringend davon ab, das Fahrzeug zu führen. Soll ich einen Krankenwagen rufen, der sie zum Krankenhaus bringt?" Ich war wie vor den Kopf geschlagen, wie jetzt, Krankenhaus? Die Koordination meiner Arme und Beine ist doch in Ordnung, ich lalle nicht, meine Aussprache ist klar und deutlich, was soll ich im Krankenhaus? War dieser Arzt so unsicher über meine Person, warum wollte er mich ins Krankenhaus schicken? Nur weil mein Blutdruck zu hoch ist?

Bevor ich nun in Panik verfiel, wollte ich doch selbstständig nach Hause fahren und das in Ruhe mit meiner Frau besprechen.

„Bitte fahren Sie vorsichtig, und bitte nehmen Sie meinen Rat an. Stellen Sie sich auf der neurologischen Station im Krankenhaus vor, heute noch."

Ich hatte es geahnt, war aber momentan zu keinem vernünftigen Gedanken mehr fähig. Erst einmal meine Frau von der Arbeit abgeholt, zum Autofahren fühlte ich mich noch in der Lage. Zu Hause dann der Zusammenbruch. Unter Tränen erzählte ich ihr von meinem Besuch beim Arzt. Sie versuchte mich zu beruhigen und meinte: „Hey, der Arzt kennt dich gar nicht, es ist sicher eine reine Vorsichtsmaßnahme." Doch in meiner Panik bestand ich auf einen Besuch im Krankenhaus.

„Dann fährst du aber auf keinen Fall selbst", erwiderte meine Frau, also ab in das Auto und es ging zur Klinik.

Dort angekommen, und auf den Satz „Verdacht auf Schlaganfall" ging das bekannte Prozedere wieder los.

Ich fand mich auf der Stroke Unit wieder, an alle Kabel angeschlossen, welche ich schon zur Genüge kannte. Dieses Mal aber ohne die Thrombolyse. Für den jetzigen Tag befand ich mich alleine auf dem Zimmer und wollte meine Gedanken einmal richtig ordnen.

Denn wie schon so oft, kaum befand ich mich beim Arzt oder im Krankenhaus, waren meine Beschwerden wie weggeblasen. Mittlerweile glaubte ich auch, dass sich alles „nur" in meinem Kopf abspielte. Obwohl ich allein auf dem Zimmer war, hatte ich doch keine Ruhe. Erst dachte ich, dass ich träumen würde, doch ein lautes Rufen aus dem Nebenzimmer „Hilfe, Schweeeester, Mama komm helfen!," bildete ich mir auf Nachfrage nicht ein. Es war ein geistig behinderter junger Mann, welcher immer dann in Panik geriet, wenn das Licht ausgeschaltet und er alleine gelassen wurde. Dieser Junge hatte berechtigte Panik, da sind meine Attacken doch wohl nur „Peanuts".

Ich wurde sehr schweigsam und beschloss, dass sich bei mir Entscheidendes ändern müsste. Leicht gesagt, doch ob ich es alleine schaffen konnte? Ich hatte schon Gewissensbisse meiner Frau gegenüber. Sie ist eine starke Frau, doch auch bei ihr sind Grenzen gesetzt. Immer wieder sich mit meiner Angst, mit meiner Panik auseinandersetzen zu müssen, würde auch an ihrer Stärke und Substanz zehren.

Ein CT hatte ich schon bei der Aufnahme gemacht, und so erwartete ich, nach einer doch fast schlaflosen Nacht, die morgendliche Visite. Die Neurologie hatte in der Zwischenzeit einen neuen Chefarzt, welcher sich sehr einfühlsam mit mir unterhielt. Auf den CT-Aufnahmen wären keinerlei Auffälligkeiten zu erkennen, natürlich bis auf die Flecken meines Schlaganfalles aus dem Jahr 2014. Sollte die Ultraschalluntersuchung meiner Arterien auch keine Verschlimmerung zeigen, könnte ich 24 Stunden später wieder entlassen werden. Auf seine Frage hin, warum ich hier jetzt stationär läge, ob irgendetwas vorgefallen sei, erzählte ich ihm, dass ich auf Anraten der Vertretung meines Hausarztes hier vorstellig wurde. „Mein Kollege wollte bestimmt auf der sicheren Seite sein, und als er von ihrer Vorerkrankung gehört hat, riet er zum Krankenhaus. Besser einmal mehr, als überhaupt nicht zu uns kommen."
Auch die mir angedeutete Ultraschalluntersuchung

brachte kein negatives, sondern ein positives Ergebnis. Bei der Untersuchung wurde festgestellt, dass sich die Arterien schon verzweigt hatten und sich einen neuen Weg in und auch von meinem Gehirn bahnten. Aufgrund der erfreulichen Untersuchung durfte ich das Krankenhaus nach 24 Stunden auf der Stroke Unit bereits wieder verlassen. Mit einem schlechten Gewissen meiner Frau gegenüber, holte mich diese wieder ab. Doch musste ich mir Vorwürfe machen? Wie soll ich denn mit meiner Angst und Unsicherheit umgehen?

Gabi, meine Frau, reagierte sehr liebe- und verständnisvoll. „Bitte suche dir jetzt einen Psychologen, der dir helfen kann. Du bekommst es sonst niemals aus deinem Kopf raus." Ich versprach es ihr, jedoch wollte ich mir wieder einmal zuerst selber helfen. Wieder entschied ich falsch.

Planung für den nächsten Urlaub

Für das Jahr 2016 hatten wir uns entschlossen, doch wieder in den Urlaub zu fliegen. Unser Ziel war wieder das schon erwähnte Hotel in der Türkei. Ein wenig „Bammel" hatten wir schon, in dieses Land zu reisen, aufgrund der damaligen politischen Lage. Der in meinen Augen, „getürkte Putsch" (tolles Wortspiel in Bezug auf die Türkei) war noch nicht so lange her. Die Preise allerdings lockten uns, es zu versuchen.

Immer wieder wurde ich von allen Seiten mit der Frage: „Kannst du fliegen? Traust du dir es zu?" überschüttet. Heute weiß ich, meine Großspurigkeit sollte ich noch bereuen. Gabi freute sich, jeder konnte es ihr förmlich ansehen. Doch sie freute sich nicht nur, ich wusste, sie brauchte diesen Urlaub nach der ganzen Sorge, welche sie mit mir und meiner Angst hatte. Auch wenn ich insgeheim bei der Buchung schon ein schlechtes Gefühl und auch „Schiss" hatte, sagte ich zu mir selber: „Du schaffst das, wenn schon nicht für dich, dann für Gabi." Knappe vier Stunden Flug und du bist am Ziel, und die medizinische Versorgung dort wird nicht schlechter sein als in Deutschland. Mittlerweile hatte ich schon die türkischen Übersetzungen für Schlaganfall (= Inme) und Herzinfarkt (= Kalp Krizi) gelernt und auch einen Zettel in meiner

Geldbörse an meinem Organspenderausweis befestigt. Meine Frau wusste ja, was mit mir los ist, und sollte im Flugzeug etwas passieren, könnte sie Auskunft geben. Alles das waren meine eigenen Gedanken und Handlungen, welche ich mit niemandem teilte, auch mit Gabi nicht. Was bewog mich zu diesem Tun? War es falsche Scham? War es mein Dickkopf, den ich vor mir selbst durchsetzen wollte? Ich konnte es damals nicht und kann es auch heute noch nicht mit Gewissheit beantworten. Scham war es nicht, wenn man nach fast 32 Jahren Ehe sich vor seinem Partner schämt, dann hat man in meinen Augen etwas falsch gemacht.

Die Urlaubszeit rückte näher, und ich wurde immer unruhiger. Sollte ich mich wirklich in ein Flugzeug setzen? So bescheuert es jetzt klingen mag, immer wieder hatte ich das Bild einer Notlandung in Rumänien wegen meiner Person vor Augen. Immer wieder sah ich, wie im Film, die hilflose Flugbegleiterin vor meinem Sitz stehen.

Ich wollte Gabi nicht den Urlaub „versauen", ich schaffe das!

Doch meine Angst nahm ungeahnte Ausmaße an. Mein Blutdruck, der auch wegen der Medikamente gut eingestellt war, erreichte gefährliche Höhen, die Dosis Ramipril reichte nicht mehr, an einen ruhigen Schlaf war gar nicht mehr zu denken. Und immer wieder diese Frage: „Meinst du, du schaffst den Flug? Wenn nicht, sag es mir, wir stornieren sofort." Wegen mir stornieren? Geht gar nicht, ich schaffe das! In dieser Zeit konnte ich nachempfinden, wie ein Hamster sich im Käfig in seinem Laufrad fühlt. Man rennt und rennt, im Sinne des Wortes, doch man kommt nie an ein Ziel.

Irgendwann ging dann gar nichts mehr. Schlaflose Nächte mit vielen Fragen, die mir keiner beantworten konnte. Doch wer sollte mir schon Antwort geben? Denn diese Fragen stellte ich mir nur selbst, und ich selbst hatte keine Antworten. Mittlerweile konnte ich meine seelische Verfassung nicht mehr vertuschen, und es war auch schon auf meinen Körper übergegangen, sei es der oft zu hohe Blutdruck und das gefühlte Rasen meines Herzens. Eines Nachts bemerkte meine Frau, dass ich wieder einmal auf der Bettkante saß und leise, und wie ich dachte, keiner bemerkt es, weinte.

„Was ist nur los mit dir?" – „Ich habe einfach Angst, dass es wieder so weit ist", erwiderte ich. Ich hatte Beklemmungen im Brustbereich, mein Puls raste, ich fühlte mich überhaupt nicht gut. Wir gingen beide nach unten und setzten uns in die Küche, wo ich eine Flasche Wasser trank und versuchte, mich zu beruhigen.

„Jetzt denkst du mal nur an dich und sagst mir ehrlich, ob es an den Urlaubsvorbereitungen liegt, ob es die Angst vor dem Fliegen ist. Denn sollte es so sein, stornieren wir morgen den gesamten Urlaub."

Es war wie ein geschenkter „Elfmeter" ohne gegnerischen Torwart, und doch sagte ich wiederum: „Nein, es liegt doch nicht am Urlaub, ich fliege!" Ich würde morgen sofort zum Arzt gehen, es musste mir doch mal gesagt werden, was mir fehlt, denn ich bildete mir die Schmerzen in der Brust doch nicht nur ein. Damals hatte ich Warnzeichen meines Körpers nicht beachtet, das sollte mir nicht noch einmal passieren.

Der Besuch beim Arzt verlief wie viele andere Besuche bei ihm in ähnlicher Form. Ein EKG, ein Belastungs-EKG, Blutdruckmessung, das ganze Prozedere wieder. Alles war in Ordnung. Nach den Untersuchungen habe ich mit ihm die Sprechstunde ausgenutzt, um mir alles „von der Seele" zu reden. Ich sprach von meiner Angst vor dem Flug in den Urlaub, sprach davon, dass es doch wohl Ursachen für meine gefühlten körperlichen Beschwerden geben müsse, davon, dass im Moment einfach „alles Scheiße" wäre. „Wie ich es sehe, findet bei Ihnen alles im Kopf statt. Medizinisch gesehen können und dürfen sie fliegen. Nur bei einem Langstreckenflug sollten sie die Thrombosegefahr nicht unterschätzen und dieser vorbeugen. Aber bei knapp 4 Stunden Flugzeit, kein Problem. Ich könnte Ihnen ein paar Tabletten verschreiben. Davon eine vor dem Flug, und sie haben keine Angst mehr." Allerdings würden diese Tabletten auch schnell abhängig machen, ich sollte sie mit Bedacht einnehmen.

Hier greife ich den Ereignissen ein wenig vor. Diese besagten Tabletten liegen immer noch unangetastet in unserem Arzneischrank.

Zu Hause berichtete ich ausführlich über meinen Arztbesuch, und zu meinem Erschrecken, meine Frau hatte unseren Urlaub bereits storniert. War ich wirklich erschrocken? Nein, insgeheim war ich froh, und gleichzeitig machte sich in mir ein Gefühl breit, zu nichts mehr nutze zu sein. Nur weil mich vor zwei Jahren mal ein Schlaganfall getroffen hatte, versaue ich einem geliebten Menschen den Urlaub. Da war wieder mein Hamsterrad, mein Teufelskreis, einerseits war es gut für mich, auf der anderen Seite bringe ich nichts als Kummer und mache andere Menschen traurig.

Nun stand wieder ein Besuch beim Arzt an. Denn unsere Reiserücktrittsversicherung wollte eine ärztliche Bescheinigung haben, damit sie uns den Reisepreis rückerstatten könnten.

Bei meinem Hausarzt wurde mir erst einmal „der Kopf gewaschen." „Ich habe Ihnen doch gesagt, dass einem Flug nichts im Wege steht, und was ist mit den Tabletten, die ich Ihnen verschrieben habe?" Er riet mir zu Entspannungsübungen, damit ich meine Angst und Panik in den Griff bekommen würde und damit besser umgehen könnte. Im Moment wollte ich gar nichts. Das Einzige, was ich wollte, war diese Bescheinigung, damit wir nicht auf den Reisekosten sitzen bleiben würden.

„Ich stelle ein Attest aus, Herr Baaken, aber bitte beherzigen Sie meinen Rat. Sie müssen für sich und auch für Ihre Familie etwas tun, ansonsten sitzen Sie bald wieder vor mir, oder Ihre Frau, und Sie beide klagen zu Recht über Depressionen."

Ich und depressiv? Nie im Leben. Obwohl ich schon Anzeichen davon bemerkt hatte. Wann würde ich wieder „normal" werden und mal wieder einen klaren Gedanken fassen können?

Doch im Moment war ich nur froh, das Attest in Händen zu halten, und ja, ich war froh, nicht fliegen zu müssen.

Krankenhaus, wieder einmal Krankenhaus

Unser Leben ging weiter. Ein Kurzurlaub auf Borkum, zu dem wir mit dem Auto anreisten, und ich war auch dienstlich wieder eingebunden. Das ganz normale Leben, der ganz normale Alltag mit festen Regeln tat mir gut, diese Routine war wohl das Beste, was mir im Moment passieren konnte. Meine Angst war in den Hintergrund gerückt, doch sie war da, sie lauerte nur im Hintergrund, immer wieder bereit aufs Neue zuzuschlagen.

Im Dezember des Jahres fuhr ich mit dem Auto und hatte plötzlich Sehstörungen. „Liegt doch an der Sonne, die heute scheint", sagte ich zu mir selber. Sonnenbrille auf, und weiterfahren. Doch auch das half nicht viel, irgendwie war mein Seh-feld immens eingeschränkt. Bei der nächsten Mög-lichkeit zu parken hielt ich an und versuchte einen klaren Gedanken zu fassen. Laut mit mir selbst gesprochen, ob meine Aussprache noch deutlich war, sogar gesungen, mein Gesang ist nicht gut, aber in diesem Moment sehr klar und deutlich. Mit meinen Händen die Übungen gemacht, welche ich zur Genüge kannte. „Sieht doch alles gut aus", sag-te ich mir, kein neuer Schlaganfall. Auch meine Sehstörungen waren verschwunden und ich fuhr langsam weiter. Zu Hause angekommen, wieder war ich alleine, da meine Frau noch zur Arbeit war, setzte ich mich an den Küchentisch.

Hatte ich das nicht alles schon einmal erlebt? Damals konnte ich mein Smartphone nicht mehr bedienen, wie sieht es heute aus? Das Mobiltelefon gepackt und ausprobiert, WhatsApp-Nachricht geschrieben, funktioniert einwandfrei. Noch mal zum Spiegel gerannt, mein Gesicht betrachtet, alles gut, kein Mundwinkel hing herunter. Doch meine Unruhe wuchs. Was ist, wenn ...?

Wie hatte doch der Chefarzt im Krankenhaus gesagt? „Lieber einmal öfter als gar nicht kommen."
Sollte ich wieder ins Krankenhaus gehen? Alles in mir sträubte sich dagegen, und doch, ganz hinten in meinem Kopf hatte sich dieser Gedanke bereits festgesetzt.

Immer wieder zum Spiegel gerannt, laut vor mich hin gesprochen und auch meinen Blutdruck überprüft. Meine Bewegungen, meine Gesichtsmimik waren in Ordnung, mein Blutdruck aber ganz und gar nicht. Kann ich wieder alles sehen, ist mein Sehfeld noch eingeschränkt? Auch das schien wieder o. k. Ich hatte keine Ruhe mehr in mir, und da ich das Telefon ohne Probleme bedienen konnte, habe ich meine Frau auf der Arbeit angerufen.

„Schatz, komm bitte nach Hause, mir geht´s nicht gut. Ich glaube, ich muss ins Krankenhaus."
„Du hast doch das Auto, unterstehe dich, mich abzuholen, eine Kollegin bringt mich sofort nach

Hause."

Hatte ich richtig gehandelt? Wieder kam dieses „Du bereitest nur allen wieder unbegründet Angst" in mir hoch. Doch da war auch dieses Gefühl, welches in und an mir nagte, sodass ich kaum noch klar denken konnte.

Gabi kam nach Hause, und das Erste, was sie sagte: „So geht es nicht weiter! Du machst dich, und auch mich, mit deiner permanenten Angst kaputt. Wir fahren jetzt ins Krankenhaus, und auch wenn es sich als Fehlalarm herausstellt, dort sagst du alles, was dich bedrückt, und du wirst auf jeden Fall auch über die Panikattacken sprechen. Und wenn du dazu nicht in der Lage bist, dann spreche ich darüber mit den Ärzten." Das hatte gesessen, und ich wurde ziemlich kleinlaut.

Also wieder ins Auto und ab zum Krankenhaus. Dort ging die gesamte und bekannte Prozedur wieder von vorne los.

Notaufnahme, dort den Verdacht auf Schlaganfall erwähnt, und dass ich schon einen erlebt hätte. Kurze Voruntersuchung und natürlich das CT, schon fand ich mich auf der Stroke Unit wieder.

Da lag ich wieder, verkabelt, und auch diese Geräte habe ich schon ausführlich beschrieben. Auf dem Foto können Sie sehen: Mein Blutdruck mit 129/81, meine Pulsfrequenz von 58, alles in Ordnung.

Ja, es war mir selbst schon etwas unheimlich. Sobald ich mich in ärztlicher Betreuung befand, waren sämtliche körperlichen und auch seelischen Beeinträchtigungen wie von Zauberhand verschwunden. Wie sollte ich den Ärzten nur glaubhaft versichern, dass mit mir etwas ganz und gar nicht stimmte.

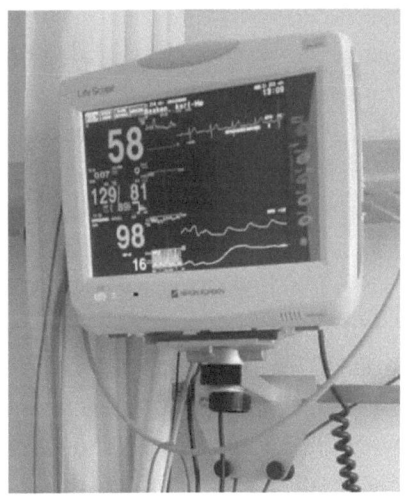

Wieder eine fast schlaflose Nacht mit vielen, teilweise wirren Gedanken. Viele dieser Gedanken kreisten um den damaligen „echten" Schlaganfall, den ich erlitten hatte. So verrückt es klingen mag, manchmal hoffte ich, so einen Schlag noch mal zu bekommen. Dieses ewige Hin und Her, dieses Auf und Ab, wie lange sollte es noch gut gehen? War es heute wie vor ca. 2 Jahren? Es war doch alles ganz anders. O. k., die Sehstörungen, die waren nicht zu leugnen, aber war das ein Schlaganfall oder eine TIA? Diesen Begriff habe ich ja schon des Öfteren hier erwähnt, was ist eine TIA überhaupt?

Eine transitorische ischämische Attacke (TIA) ist eine Durchblutungsstörung des Gehirns, welche neurologische Ausfallserscheinungen hervorruft, die sich innerhalb von 24 Stunden vollständig zurückbilden. Bildet sich die Symptomatik nicht vollständig zurück, so handelt es sich definitionsgemäß um einen ischämischen Schlaganfall.
Im weiteren Verlauf (nach Abklingen der Symptome) ist besonders darauf zu achten, dass transitorische ischämische Attacken häufig als Vorboten eines „großen" Schlaganfalls auftreten, bei 10– 30 % der Betroffenen folgt ein solcher innerhalb der nächsten fünf Jahre. Dies gilt besonders in den ersten drei Tagen nach einer TIA, bei einer Symptomdauer von über zehn Minuten und bei Patienten, die älter als 60 Jahre sind. Zur Risikoabschätzung kann der ABCD2-Score nützlich sein. Patienten mit Lähmungen oder Sprachstörungen sind

gefährdeter als solche mit Sehstörungen. Einige der Ursachen von TIA und Schlaganfall können mit Erfolg behandelt werden. So werden z. B. gerinnungshemmende Medikamente bei Vorhofflimmern bzw. Arteriosklerose der Halsschlagader eingesetzt. Bei hochgradigen Verengungen der hirnversorgenden Gefäße kann die Durchblutung mit einer Operation wieder verbessert werden. Bei Patienten nach TIA sind diese Behandlungsmaßnahmen oft besonders nützlich, da sie unbehandelt ein erhöhtes Schlaganfallrisiko aufweisen.
Quelle: Wikipedia

Nun, morgen bei der Visite würde ich schon mehr erfahren.

Die Ärzte kamen, und ich wurde vom Chefarzt begrüßt, welcher mich ja von meinem letzten Besuch noch kannte. „Was ist diesmal geschehen, Herr Baaken?" Ich berichtete ihm von den Sehstörungen, die beim Autofahren aufgetreten waren, von den Angst- und Panikattacken, die in meinen Augen grundlos auftreten würden, da keine Beschwerden mich plagten. „Nun sind Sie erst mal hier und in guten Händen. Wir werden Sie jetzt richtig ‚auf den Kopf stellen', mit allen Untersuchungen, CT ist ja schon gemacht, und wir haben den MRT-Termin auf übermorgen gesetzt. Selbstverständlich werde ich auf Ihre Angstzustände noch eingehen. Übrigens, es war korrekt, dass Sie zu uns gekommen sind. Wenn alles soweit in Ordnung ist, werden Sie nach ca. einer Woche auch schon wieder entlassen."

Nach diesen Worten war mein schlechtes Gewissen ein wenig beruhigt, und ich harrte der Dinge, die folgen würden. Durch die Schwester wurde ich anschließend informiert, dass mich diesmal kein Logopäde und kein Physiotherapeut auf Anraten des Chefarztes aufsuchen würde. Moment, „so richtig auf den Kopf stellen", das waren vor ein paar Minuten noch seine Worte gewesen. Doch war ich froh, ich konnte ja flüssig sprechen, konnte alles benennen und Arme und Beine ohne Probleme bewegen. Und wenn diese Helfer nicht kommen, würde mir sicher auch der Besuch der in meinen Augen etwas obskuren Psychologin erspart bleiben. Jeder darf kommen, der mir helfen möchte, doch diese Person muss ich nicht noch einmal erleben.

MRT war auch angesagt, und nachdem ich nach 24 Stunden ohne Auffälligkeiten wieder von allen Kabeln befreit war, kam ein Krankentransport und brachte mich zur besagten radiologischen Untersuchung.

Dieses Mal war es nur ein Fahrer und er sagte mir, dass er bis zum Abschluss auch auf mich warten würde. Waren das noch die „Nachwirkungen" und Maßnahmen, weil bei meiner damaligen Untersuchung etwas schiefgelaufen ist?

Wieder wurde ich in diese enge Röhre geschoben, und wieder befiel mich meine Platzangst. Diesmal zählte ich nicht, heute sang ich leise einige Kinderlieder vor mich hin. Hauptsache, dass kein Gedanke an diese beklemmende Enge aufkam. Es ging alles gut, wieder keinen Notknopf bedient, ich war mal wieder stolz auf mich.

Nach kurzer Wartezeit bekam ich eine CD mit den Aufnahmen von meinem Kopf, welche ich behalten könnte. Mein Fahrer war auch anwesend, und somit ging es schnell wieder in „mein" Krankenhaus.

Da wir niemanden, außer Familienangehörigen, über meinen Aufenthalt etwas gesagt hatten, kamen auch wenige Besucher. Mir war es zu diesem Zeitpunkt auch recht. Irgendwann ist man es leid, über seine Krankheit, oder das, was wieder vorgefallen ist, zu berichten.

Nach der Überwachung auf der Stroke Unit wurde ich auf ein 2-Bett-Zimmer verlegt. Dort traf ich am ersten Tag auf einen rüstigen älteren Herrn, der am nächsten Tag allerdings entlassen wurde. Da wir beide nicht bettlägerig waren, setzten wir uns zum gemeinsamen Essen an den Tisch. Schnell kamen wir ins Gespräch über Sport, Politik und Familie.

„Wissen Sie, ich habe mir mit meiner Frau vor nicht allzu langer Zeit eine Wohnung gekauft, die von der Caritas betreut wird. Nur sechs Monate nach dem Kauf verstarb ganz plötzlich und unerwartet meine Frau, und nun sitze ich dort ganz alleine."

Plötzlich sei er umgekippt, doch konnte er noch rechtzeitig den Rettungsknopf in seiner Wohnung betätigen.

Bei diesen Worten wurde ich sehr nachdenklich.

Ja, ich bemerkte, dieser Mann war einsam, doch mit einer Lebenserfahrung, mit einem Allgemeinwissen, und wie er erzählen konnte, es hat mir sehr imponiert. Auch wenn es nur eine kurze Begegnung zwischen uns war, zu diesem Herrn habe ich heute noch Kontakt.

Am nächsten Tag kam ein junger Mann von ca. 30 Jahren auf mein Zimmer, auch mit diesem stimmte die Chemie zwischen uns. Er war, und ist es hoffentlich immer noch, Berufskraftfahrer auf einem LKW. Er war am Steuer, Gott sei Dank bei Beladung des LKW, ohnmächtig geworden. Er wusste nur noch, dass er etwas trinken wollte, danach nichts mehr. Seine Kollegen hatten ihn gefunden, mit Erbrochenem auf seinem Hemd, außerdem hatte er sich eingenässt. Sofort wurde der Notarzt gerufen, und nun lag er hier, mit keinerlei Ausfallerscheinungen mehr. Auch bei ihm bestand der Verdacht auf Schlaganfall. Ob er jemals wieder einen „Brummi" fahren darf? Ich wage es zu bezweifeln. Diese jeweils nur kurzen Unterhaltungen mit den beiden Besagten hatten in mir eine tiefe Dankbarkeit ausgelöst, Eine Dankbarkeit, weil ich eigentlich doch körperlich fit war, dass ich Freunde und Familie habe, und dass ich mir keine Sorgen über meine berufliche Zukunft machen musste. Langsam verstand ich, was meine Frau meinte, wenn sie sagte: „Sei einfach froh und dankbar, dass es dir so gut geht."

Ja, ich wollte mein Leben wieder leben. Ein wenig anders, ein wenig vorsichtiger, aber ich wollte es unbedingt.

Es kam die letzte Visite, noch einmal ein Gespräch mit dem Chefarzt. Bei diesem kam auch meine Angst zur Sprache.

„Ich habe für Sie einen Termin bei Doktor G. gemacht, er ist der Chefarzt der Psychiatrie in einem benachbarten Krankenhaus. Glauben Sie mir, das ist der richtige Gesprächspartner für Sie, er wird Ihnen helfen. Außerdem rate ich Ihnen, bei Ihrer Krankenkasse nachzufragen, ob eine REHA in einer psychosomatischen Klinik bewilligt wird."

Chefarzt der Psychiatrie? Sofort sträubte sich alles in mir. Und dann auch noch eine REHA-Maßnahme in der Psychosomatik. Mein erster Gedanke war wieder einmal: „Nein, ich bin doch nicht verrückt."

Doch ich wollte, dass es besser wird, dass ich „ganz normal" mit den leichten Beschwerden, welche ich wohl mein Leben lang haben werde, auch umgehen könnte. Ich beschloss, den Rat des Arztes zu beherzigen. Zum Abschluss des Gespräches wurde mir mein neuer Medikamentenplan vorgelegt.

Clopidogrel 75mg	1-0-0	
Ramipril 5mg	1-0-0	
Atorvastatin 40mg	0-0-1	

Mit Atrovastatin konnte ich etwas anfangen, das ist ein Lipidsenker, welcher den Cholesterinspiegel im Gleichgewicht hält. Ramipril, der bewährte Blutdrucksenker, doch wo war mein ASS 100, sollte ich etwa kein Mittel mehr nehmen, was die Blutgerinnung beeinflusst? Genau dieses fragte ich auch sofort nach. „Keine Sorge, Clopidogrel ist quasi der ,große Bruder' von ASS, es wirkt ähnlich auf die Gerinnung, ist aber stärker."
Da war ich froh, endlich das Marcumar losgeworden zu sein, und jetzt schon wieder was Stärkeres?
„Nein, das Clopidogrel wird auch ganz einfach genommen, morgens nur eine Tablette. Allerdings

gibt es das nur auf Rezept. Ihr Hausarzt bekommt ja unseren Bericht und wird Sie medikamentös entsprechend umstellen.

„Auch auf den Aufnahmen des MRT ist nichts zu erkennen, außer natürlich der Fleck ihres letzten Schlaganfalls. Kein neuerlicher Befund, kein Anzeichen einer TIA."

Mit diesen Befunden und anderen Medikamenten durfte ich wieder nach Hause. Auch bei diesen Untersuchungen hatten sie nichts gefunden, was den Ärzten, und damit auch mir, Sorgen bereitet hätte. Sollte jetzt auch meine Angst weniger werden oder wenigstens kontrollierter ablaufen und ich besser damit umgehen können? Doch zuerst stand ein Besuch beim Hausarzt und dann der Termin beim Psychologen an.

Der nächste Besuch beim Hausarzt

Als ich dort in der Sprechstunde von ihm empfangen wurde, konnte ich es ihm ansehen, dass er wohl sehr verärgert war.

„Warum hat man Ihnen Clopidogrel verschrieben, und warum diesen Lipidsenker in der Dosierung? Nach den Laborwerten aus dem Krankenhaus, und auch aus ihren Blutwerten, welche wir hier untersuchten, brauchen Sie Atorvastatin, und dann auch noch 40 mg, in keinster Weise. Dieses Medikament ist doppelt so stark wie vergleichbare Medikamente mit gleicher Dosierung. Auch mit dem Clopidogrel bin ich nicht einverstanden. Bei Ihrer Krankheitsgeschichte reicht ASS 100 zur Genüge. Ich werde Ihnen das letztgenannte Medikament nicht verschreiben. ASS 100 kostet ca. 4,00 Euro und ist rezeptfrei, und für Clopiogrel müssen Sie jedes Mal ein Rezept abholen. So geht's nicht. Bitte, ab sofort wieder ASS 100."

Wem sollte ich jetzt mehr vertrauen? Meinem Hausarzt, der mich schon lange kannte, oder den Ärzten im Krankenhaus? Beide Medikamente hatten die gleiche Wirkung zur Blutgerinnung, nur war das eine, auf Rezept, stärker.

Ich kam zu dem Entschluss, wieder ASS 100 einzunehmen. Der Gedanke, dass ich z. B. mal am Wochenende oder an Feiertagen das Clopidogrel nicht im Hause habe und es ohne Rezept auch nicht bekommen würde, bewog mich dazu, natürlich war der Rat des Hausarztes auch maßgebend, wieder auf das bewährte ASS zurückzugreifen.

Sind wir nicht alle auch ein wenig der Spielball der Ärzte? Wenn ich daran denke, wie viel verschiedene Lipidsenker mir schon verschrieben worden sind. Ich hatte jetzt nicht das Gefühl, hier eine Versuchsperson zu sein, und doch macht man sich seine Gedanken, ob nicht auch die Pharmaindustrie auf die Ärzte Einfluss nimmt.

Aber nun stand der Besuch beim Psychologen an. Ich versuchte, meine Vorurteile gegenüber diesen Ärzten und Therapeuten beiseitezuschieben und es einfach auf mich zukommen zu lassen. Ich bekam, vielleicht auch weil der Chefarzt der Neurologie mich dort angemeldet hatte, sehr schnell einen Termin.

Termin beim Psychologen

Nachdem ich mich im Vorzimmer angemeldet hatte, wurde ich gebeten, kurz im Wartezimmer Platz zu nehmen. Kurz noch einmal alle Begegnungen mit Psychologen vor dem geistigen Auge Revue passieren lassen, wer erwartete mich heute? Jedoch, diesmal war ich offener als je zuvor. Ich wollte, ich musste mir helfen lassen, denn meine Angst lauerte immer noch, bereit, jederzeit wieder zuschlagen zu können.

Ein sehr freundlicher Herr, welcher gar nicht wie ein Doktor oder gar Chefarzt aussah, holte mich ab und bat mich in sein Büro, oder besser gesagt, in sein Sprechzimmer. Ich konnte schon auf den ersten Blick sagen: „Der gefällt mir, zu dem hast du Vertrauen."

„Dann erzählen Sie einmal, was Sie zu mir führt." Einen Satz, den ich so oder ähnlich des Öfteren schon gehört hatte, heute erzählte ich. Von meinem Leben, meinem Schlaganfall und meiner Angst, dass mich wohl jederzeit wieder ein neuer, diesmal bestimmt heftiger SA erwischen würde.

„Sie erzählen viel aus ihrem Leben, das, was Sie vorher alles gemacht haben. Warum haben Sie damit weitestgehend aufgehört?" – „Geht doch alles nicht mehr", erwiderte ich. Diesen Einwand ließ er nun überhaupt nicht gelten. Ich hätte doch vor Jahren Kampfsport ausgeübt: „Fangen Sie wieder damit im Rahmen ihrer Möglichkeiten an, testen Sie Ihre körperlichen Grenzen, denn Sport zu betreiben hat Ihnen kein Arzt verboten. Suchen Sie sich eine Sportart aus, und Sie werden sehen, es wird ihnen guttun."

Sollte das die Lösung meiner Probleme sein? Sport treiben und alles wäre gut? Doch es war ja erst die erste Sitzung bei ihm, ich war auf die nächsten Stunden gespannt.

Diese eine Stunde hatte mir schon imponiert: auf einen mir fremden Menschen zu treffen und diesem von Anfang an zu vertrauen. Nie hätte ich gedacht, dass es manchmal so leicht sein kann. Die nächsten Stunden kamen und wir redeten natürlich auch über meine Angst. Darüber, dass wir unseren Urlaub stornieren mussten, weil ich es nicht schaffte, oder nicht wollte, in ein Flugzeug zu steigen.
„Herr Baaken, Sie fahren aber mit dem Zug von Deutschland nach Italien in den Urlaub, was wäre, wenn im Zug etwas mit Ihnen geschieht? Denken Sie, dass sofort ein Arzt am nächsten Bahnhof bereitsteht? Wen soll Ihre Frau denn informieren? Die Notbremse ziehen? Und dann?

Mein Vorschlag, machen sie einen Kurztripp, z. B. nach Berlin. Und die An- und Abreise mit dem Flugzeug. Kurze Flugzeit, und ich bin sicher, Sie werden Ihre Angst davor verlieren."

So vieles strömte in kurzer Zeit auf mich ein. Das sollte ich tun, jenes sollte ich machen, aber ich hatte doch Angst …

Stopp! Diesmal dachte ich weiter: Wenn ich mich meiner Angst nicht stelle, sei es der Angst vor dem Fliegen oder anderen Ängsten, am Ende war es immer die Angst, dass mir wieder etwas geschehen könnte.

Ich hatte mir vor Jahren mal einen Wahlspruch zugelegt: *Before you say, I can´t. Try it, and you´ll see, you can.*

In Deutsch: *Bevor du sagst: Das kann ich nicht. Versuche es, und du wirst sehen, du kannst es doch.*

An dieses, mein eigenes Motto wollte ich mich halten und mein Leben zum Positiven ändern.

Es folgten noch mehrere Sitzungen, bei denen mir auch zu einer neuerlichen REHA-Maßnahme in einer psychosomatischen Klinik geraten wurde. Des Weiteren entstand auch die Idee, ein Buch zu schreiben, ein Buch über meinen Schlaganfall, meine Ängste, Sorgen und Hoffnungen. Dieses Buch, welches sich langsam dem Ende zuneigt, halten Sie momentan in Ihren Händen.

Eine letzte Geschichte noch

Eine Geschichte möchte ich Ihnen aber nicht vorenthalten. Eine Geschichte, bei der ich an mir selbst bemerkt habe, dass mittlerweile mein seelischer Zustand ein wenig gefestigter ist und ich meine Ängste in die richtigen Bahnen lenken kann.

Wieder einmal bei meiner Schwester zu Besuch. Dort bemerkte ich schon, Schwierigkeiten zur Toilette zu gehen, mit anderen Worten, das Wasserlassen bereitete mir große Probleme. Nein, keine Schmerzen, sondern den Drang immer wieder „zu müssen." Zu Hause ging es weiter, diesmal ging es nur unter Schmerzen, und der Drang, die Toilette aufsuchen zu müssen, wurde immer schlimmer. Vor wenigen Wochen noch hätte mich da schon wieder die Angst gepackt und ich hätte bestimmt aus lauter Panik vor einem neuen Schlaganfall nicht mehr klar denken können. Sollte auch ein Mann eine Blasenentzündung bekommen? Da nun wieder ein Kontrolltermin bei meinem Hausarzt stattfinden sollte, entschloss ich mich, diesen bereits am nächsten Tag zu besuchen und ihm meine

Beschwerden zu schildern.

Am nächsten Morgen war die „Welt noch in Ordnung". Ich brachte meine Frau zur Arbeit, danach beim Doc angerufen und bekam meinen Termin für den nächsten Tag. Ein wenig an diesem Buch geschrieben, doch immer wieder den Drang verspürt, zur Toilette zu müssen. Wenn ich dann gegangen bin, ging es immer noch nur unter Schmerzen. Ich hatte immer noch keine Angst, meine Gedanken verliefen in ruhigen Bahnen, doch wurde ich mittlerweile sehr ärgerlich aufgrund des sehr schmerzhaften Gefühls. „Lege ich mich halt noch ein Stündchen aufs Sofa", dachte ich mir. Denn schlafen konnte ich wieder sehr gut, ohne dass ich mehrere Male in der Nacht mit schweren Gedanken aufwachte.

Also, ab auf die Couch und ein wenig vor mich hingedämmert. Sie kennen bestimmt das Gefühl, weder wach zu sein, aber auch nicht zu schlafen. Ich persönlich empfinde diese Phase als sehr entspannend.

Nach gut einer Stunde erwachte ich mit einem unguten Gefühl. Was ist denn nun mit mir los? Ich konnte kaum aufstehen, alles drehte sich um mich, und ganz sicher stand ich auch nicht auf meinen Beinen. War das einer meiner Schwindelanfälle, welcher gleich wieder vorbeigeht? Nein, es war anders. Konnte mich kaum auf den Beinen halten, musste mich am Tisch festhalten, meine Beine waren wie Pudding. Kurz kam wieder die Angst hoch, die Angst: „Jetzt hat es dich zum zweiten Mal erwischt."

Doch das, was ich jetzt erlebte, kannte ich in dieser Form noch nicht. Mir ging es wirklich nicht gut. Was tun? Ich versuchte meine Übungen zu machen, um den Verdacht auszuschließen, dass es wieder ein SA sein könnte. Meine Hände, mein Gesicht gehorchten sofort den Befehlen vom Gehirn, ich konnte klar denken und sprechen, keine Panik stieg in mir auf. Blutdruck messen ist immer gut, nur nicht in diesem Fall. Ob das Messgerät defekt war oder die Batterien langsam den Geist aufgaben, ich weiß es nicht. Mir wurde ein Wert von 100/50 mit einer Pulsfrequenz von 90 angezeigt. Der Druck viel zu niedrig, mein Ruhepuls viel zu hoch. Mit diesen Werten konnte ich unmöglich Auto fahren, um meine Frau von der Arbeit abzuholen.

Ich rief sie an, und das Erste, was ich sagte: „So weit alles gut mit mir, nur mein Blutdruck ist absolut im Keller, bitte lass dich von einer Kollegin nach Hause bringen." Relativ schnell kam sie und konnte mir ein wenig helfen. Denn mittlerweile konnte ich mich kaum noch auf den Beinen halten, ich war, wodurch auch immer, total geschwächt.

Gabi schleppte mich ins Auto, um zum Arzt zu fahren. Ganz schön schwierig für eine 161 cm „große Frau", einen Klotz von knapp 191 cm Körperlänge ins Auto zu frachten. Doch ich hatte es schon erwähnt: Was sie will, das schafft sie. Doch warum jetzt zum Arzt? Da ich morgen meinen Termin hatte, meinte meine Frau: „Besser heute als morgen, und du fährst mir auch am nächsten Tag noch kein Auto." Ich glaube, ihre Sorge, ihre Angst war zu diesem Zeitpunkt größer als meine. Beim Arzt angekommen durfte ich gleich in eines der Sprechzimmer, ich war so geschwächt, dass ich mich auf die dort befindliche Liege legen musste. Verdammt, was hatte mich nur erwischt? Der Arzt kam und ich erzählte ihm alles, auch die Schwierigkeiten und die Schmerzen beim Gang zur Toilette.

Vorsorglich wurde mein Blutdruck gemessen, immer noch viel zu niedrig und mein Puls zu hoch, nur die EKG-Messung zeigte, Gott sei Dank, keine Unregelmäßigkeiten. Blut wurde mir abgenommen und ich sollte eine Urinprobe für einen Schnelltest abgeben. Seit ich denken kann, gehe ich alleine dorthin, dieses Mal musste meine Frau mir helfen, ich schaffte es nicht alleine dort hinzugehen.

Der Urintest ergab, dass ein wenig Blut und jede Menge Bakterien sich darin befanden. Es war eine „dicke Infektion" der Harnwege. Wo auch immer ich mir diese eingefangen hatte, ich weiß es nicht und will es auch nicht wissen. Der Arzt verschrieb mir ein starkes Antibiotikum, von dem ich die erste Tablette auch noch heute nehmen sollte. Dieses Medikament hat mir schnell geholfen.

Warum habe ich Ihnen dieses Ereignis zum Abschluss erzählt? Es hatte doch nichts mit meinem Schlaganfall zu tun.
Vor Wochen noch hätte mich dieses Ereignis sofort wieder ins Krankenhaus gebracht. Jedes kleine „Wehwehchen" brachte ich sofort mit meinem SA in Verbindung und hätte mich wieder zurückgeworfen. Vielleicht hätte ich meine urologischen Beschwerden gar nicht erwähnt, und ich wäre wieder neurologisch behandelt und untersucht worden. So aber hatte ich meine Angst im Griff. Der Besuch beim Arzt am gleichen Tag war notwendig und mir wurde geholfen.
Die erste Nacht war wohl nicht besonders angenehm, aber am nächsten Tag schon ging es mir bedeutend besser. Ich war auf dem Weg der Besserung, ohne in Panik und Angstzustände zu verfallen.

Heute, und wie geht es mir jetzt?

Ich kann mit einem Satz beginnen, der für manche vielleicht wie ein Floskel klingt: „Mir geht es gut." Oder sollte ich sagen: „Mir geht es bedeutend besser"?
Ich habe meine Angst und Panikattacken, auch mit der Hilfe meines Psychologen, weitestgehend im Griff. Natürlich, wenn im Körper irgendwo was zwickt, überlege ich schon mal etwas mehr und länger. Doch diese Gedanken laufen in geordneten Bahnen, sie sind nicht mehr destruktiv, sondern produktiver geworden.

Noch mehr Hilfe erhoffe ich mir durch meine mittlerweile genehmigte REHA-Maßnahme, die der Kostenträger, meine Krankenkasse, bewilligt hat. Es geht in eine psychosomatische Klinik, in der auch eine neurologische Abteilung vorhanden ist.

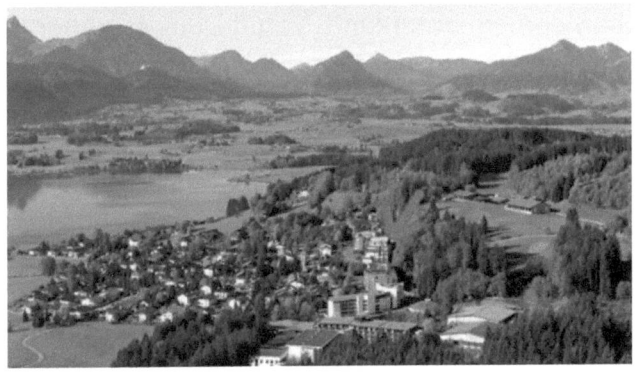

Auch diese Genehmigung bedarf noch einiger Worte und Erklärungen.

Nachdem ich den Antrag meiner Kasse, mit dem ich die Maßnahme einreichen sollte, in Händen hielt, standen dort mehrere Angebote zur Auswahl. Kur mit Einweisung der Kasse, Kur mit Selbsteinweisung, das bedeutet, dass man sich selbst den Ort aussuchen kann. Die gleichen Optionen fanden sich für die REHA-Maßnahmen. Eine REHA hatte ich doch schon im Jahr 2014 gemacht, also habe ich Kur angekreuzt und mit sämtlichen Unterlagen meiner Kasse zukommen lassen. Ich wollte es mir einfach gutgehen lassen bei diesem Aufenthalt und hoffte, dass alles sehr schnell gehen würde. Innerhalb von einer Woche bekam ich einen positiven Bescheid, doch die Kosten verursachten mir doch ein wenig Kopfzerbrechen. Bei dieser bewilligten Kur sollte ich fast alles selbst übernehmen, Unterkunft, Verpflegung etc. Aber andere gehen doch auch zur Kur. Hätte ich etwas anderes ankreuzen sollen?

Ich rief bei der Krankenkasse an und erreichte einen echt netten Sachbearbeiter, der in meiner Sache tätig war.

Nachdem ich meine Situation geschildert und nachgefragt hatte, ob es mit den Kosten seine Richtigkeit hätte – „Tja, Herr Baaken, Sie wollten doch in KUR." Er betonte das Wort Kur überdeutlich, und ich meinte sogar ein Schmunzeln gehört zu haben. „Wir haben uns auch schon gewundert, denn kaum einer unserer Mitglieder beantragt noch eine Kur, vielmehr möchten die meisten eine REHA-Maßnahme. Ich weiß, unser Antrag ist dahingehend etwas irreführend und auch überholt, aber kein Problem, ich ändere das in Ihrem Sinne von hier aus. In den nächsten Tagen erhalten Sie eine Berichtigung mit der bescheinigten Kostenübernahme durch uns. Danach können Sie ‚ihre REHA' in der von Ihnen gewünschten Klinik antreten."

Und da sagt man oft „Servicewüste" Deutschland. Nein, es gibt noch nette und menschliche Sachbearbeiter. Ich hatte das Glück, auf so einen Menschen zu treffen.

In knapp sieben Wochen geht es los, und ich freue mich auf den Aufenthalt dort. Wie es mir dort dann ergehen wird? Wenn Sie möchten, beschreibe ich diese Zeit in einem andern, in einem neuen Buch.

Was ich zum Schluss noch sagen möchte, mein Epilog

Warum habe ich dieses Buch geschrieben?
Weil mir dazu geraten wurde, und ich es wollte.
Bei den ersten Zeilen bekam ich Spaß an der Sache und ich bemerkte, dass mir die Aufarbeitung gutgetan hat. Einige Zeit habe ich Pause gemacht beim Schreiben, weil zu vieles, besonders die Angst, wieder drohte von mir Besitz zu ergreifen.

Kein Schlaganfall gleicht dem anderen. Manche Menschen verzweifeln schon, wenn es relativ gut ausgeht, so wie in meinem Fall. Ja, auch ich war verzweifelt aufgrund meiner Wortfindungsstörungen, meiner Ängste, welche mich oft zu überschwemmen drohten. Doch es gibt auch diejenigen, die mit starken körperlichen Behinderungen kämpfen müssen, nachdem sie der Schlag getroffen hat. Und diese Menschen haben ihren Lebensmut trotzdem nicht verloren. Ich zolle all jenen meinen höchsten Respekt.
Doch ich möchte auch diejenigen nicht vergessen, welche sich aufgegeben und keinen Lebensmut, keine Freude mehr am Leben haben. Diejenigen, welche einsam in und mit ihrer Krankheit sind und keine lieben Menschen um sich haben, die sich um

sie kümmern. Ich wünsche euch von Herzen Kraft und Mut. Aber auch die, die den harten Job der Pflege übernommen haben, es ist bestimmt nicht leicht, auch vor euch ziehe ich meinen Hut. Auch ihr werdet bestimmt manchmal weinen, dann, wenn es keiner sieht. Mut und Kraft auch euch.

Wie heißt es so schön? Ich habe so geschrieben, „wie mir der Schnabel gewachsen ist". Ich habe, bis auf die ärztlichen Befunde und Unterlagen sowie die Zitate, versucht, einfache, verständliche Worte zu wählen. Man erzählt eine Geschichte, auch dann kommt man nicht mit gestelzten Worten daher.
Natürlich freue ich mich, dass Sie dieses Buch erworben haben.
Falle ich jetzt wieder in ein Loch, weil ich mein Werk vollendet habe.

Nein, das Leben ist viel zu schön,
um depressiv zu werden.

Ihnen hat mein Werk gefallen? Das freut mich.
Doch negative Kritik ist für mich auch ein Ansporn,
es bei einem geplanten zweiten Buch besser zu
machen.
Gerne können Sie mir eine Nachricht per E-Mail
unter: **baaken@gmx.net** zukommen lassen. Ich
werde mich bemühen, allen zu antworten.

Ein Danke noch einmal an Gabi, die meinen stun-
denlangen Aufenthalt am PC toleriert und mich
bestätigt hat. An Eva, die dieses Werk vorab gele-
sen und mir sehr gute Ratschläge gegeben hat. An
Berthold, aus der Facebook-Gruppe, der selbst ein
Buch über dieses Thema schreibt. Und an all diejeni-
gen, die mich immer wieder motiviert haben, das
Buch auch zum Abschluss zu bringen
Zum guten Ende möchte ich noch einmal mein
Motto wiederholen.

Before you say, I can´t.
Try it, and you´ll see, you can.

Bevor du sagst: Das kann ich nicht.
Versuche es, und du wirst sehen, du
kannst es doch.